LIBRE PARA SER

DELGADO

MARIE CHAPIAN

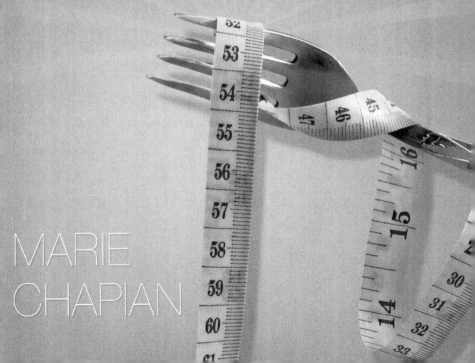

Indice

Libre para ser delgado

Introducción

A los veintiocho años, la señora Neva Coyle pesaba 112 kilos. Cuando la gente mira una fotografía de ella de «antes», no puede creer que se trate de la misma persona. Ahora, con 51 kilos menos, la señora Coyle es una mujer atractiva y llena de vitalidad; así como la presidenta y fundadora de la organización Overeaters Victorious (Comilones Victoriosos).

Una de las experiencias más felices de su vida fue el comprar una falda de la talla 12 y tirar a la basura su ropa talla 24½.

«Solamente quería tener peso normal» —dice a sus grupos de Comilones Victoriosos. *(De aquí en adelante Comilones Victoriosos, aparecerá: CV.)*

«Solía pensar que estaba dispuesta a dar cualquier cosa por ser únicamente eso: normal.»

La señora Coyle recuerda sus muchos intentos de perder peso. «Probé todas las dietas habidas y por haber, también todo tipo de grupos y clínicas para bajar de peso. Adelgazaba y luego volvía a engordar aún más.»

Neva Coyle tenía diferentes motivos para querer perder peso—quizás reconozca usted algunos de ellos. Ella intentaba adelgazar para su esposo, pensando que él merecía tener una mujer esbelta dela que pudiera sentirse orgulloso. Pero después de algún tiempo no podía perseverar en la dieta. La heladería que estaba cerca de donde ella vivía era demasiado irresistible para ella; o el olor de una pizza era más de lo que ella podía soportar. Tristemente, la comida tenía más poder sobre la señora Neva Coyle que su deseo de agradar a su esposo. También trató de reducir de peso por amor a sus amigas.

Las otras jóvenes del coro de la iglesia en el que cantaba decidieron comprar uniformes, y la señora Neva se sintió avergonzada y humillada cuando aquéllas intentaron meterla en un traje de la talla 18 por el que apenas podía introducir la cabeza. «Adelgazaré por ellas» —dijo para sí—, «y entonces podré usar uno de esos vestidos que venden en las tiendas.» (Por su talla tan grande, ella tenía que hacerse su propia ropa.) Pero tampoco ése era un motivo lo suficientemente fuerte, y no dio resultado. En vez de ello, ganó peso.

Para ocasiones especiales tales como bodas, invitaciones, una fiesta especial o un banquete de la iglesia, ella hacía dieta, pero no lograba su propósito. El comer era para ella más importante que cualquier acontecimiento y más que sus amigos y seres queridos.

Para mucha gente el querer lucir bien es muy importante, pero no para el que come mucho; en el caso de ellos, no se trata de un motivo sino de un deseo. El desear algo y el sentirse motivado a realizarlo son dos cosas diferentes.

Como tantas otras personas que comen en exceso, la señora Neva intentó ponerse a régimen por amor a sí misma. «Hazlo porque te aprecias a ti misma», le decían los consejeros; pero el problema era que ella no se gustaba de sí misma, como pasa con la mayoría de la gente obesa. Usted no hace un esfuerzo extraordinario por abandonar algo por una persona a la que usted no ama. Así que la señora Neva no podía perder peso, ni siquiera por amor propio.

La señora Neva intentaba adelgazar desesperadamente, no sabía cómo conseguirlo sin renunciar a aquello que más quería: comer; hasta que oyó acerca de la cirugía de desvío. Fue así que el 9 de enero de 1972 entró en el hospital y se sometió a una yeyunoileostomía de derivación.

Después de aquella peligrosa, dolorosa y cara cirugía, la señora Neva quedó horrorizada al descubrir que su sueño de poder comer cuanto quisiera sin engordar no se había hecho realidad. Aunque al principio ella perdió peso, pronto empezó a ganarlo de nuevo. Después de aumentar ocho kilos y medio, comenzó a aterrarse. Ella tenía que hacer algo. «Debe haber ayuda en algún sitio» —se decía.

Entonces hizo algo radical y fuera de lo común, una cosa audaz y fantástica: se volvió a Dios.

Dos años después de la operación de desvío la señora Neva todavía sufría los efectos secundarios de la misma; pero lo peor de todo es que ni siquiera estaba delgada—de hecho todavía se encontraba excesivamente obesa. Además tenía el corazón destrozado, y se sentía desdichada y desesperada.

¿Se encuentra usted ya al borde de la desesperación? ¿Está hastiado ya de sí mismo y de la manera como trata a su cuerpo? No tiene que ser una víctima del comer en exceso por más tiempo. ¡Puede ser libre!

Porque los ojos de Jehová contemplan toda la tierra, para mostrar su poder a favor de los que tienen corazón perfecto para con él. (2 Crónicas 16.9)

Te haré entender, y te enseñaré el camino en que debes andar; sobre ti fijaré mis ojos. (Salmo 32.8)

Él Señor ansía ayudarle si usted se lo permite. Él lo ama profundamente. Usted es muy importante para Dios, como lo es también que usted esté saludable en cada aspecto de su vida. Dios está esperando para ayudarle a perder peso.

Desde aquel día de 1973 en el que la señora Neva Coyle se comprometió a adelgazar de un modo permanente, ha perdido 51 kilos y ganado la atención del mundo. «¿Cómo lo hizo?» —le pregunta la gente—, «¿dará resultado conmigo?»

La señora Neva Coyle apareció en el noticiero de una cadena de televisión estadounidense cuando el comentarista Hughes Rudd y su equipo viajaron hasta Minnesota, EE.UU. para asistir a una reunión de los *Overeaters Victorious* (CV). Muchos periódicos de los Estados Unidos, Canadá y Europa han publicado los relatos y las agencias de prensa UPI y AP cuentan la historia de los «Comilones Victoriosos» de la señora Neva Coyle. La señora Neva se ha presentado en diferentes noticiarios de televisión. En cuatro años se transformó de una obesa ama de casa en la atractiva directora—con 51 kilos menos—de una organización internacional que muestra a otros el camino de la esbeltez y de la manera de comer centrada en Dios.

La organización CV ofrece esperanza y una respuesta a la oración de miles de personas obesas que viven una vida sombría y desesperada comiendo excesivamente.

Cuando la señora Neva Coyle, en su batalla contra el comer excesivo, clamó a Dios pidiendo ayuda, no se imaginaba que el Señor respondería a sus oraciones de una manera tan conmovedora, haciéndola también un instrumento para contestar las oraciones de miles de personas.

Este libro no pretende promover la obra de los «Comilones Victoriosos», sino compartir con usted lo que ha aprendido y ahora enseña la señora Neva Coyle para que pueda perder peso y *conservarse delgado* aunque no tenga la oportunidad de tomar parte en las reuniones de su organización.

Es importante que usted sepa que los CV no se atribuyen el mérito del éxito de su gente, sino sólo de la maravillosa oportunidad de guiar a las personas a la verdadera y duradera respuesta al comer en forma excesiva.

Este es un libro sobre el triunfo. La gente cuyos ejemplos se mencionan en otro tiempo fueron víctimas de trastornos emocionales y de un comportamiento neurótico. Se les podía catalogar como tragones, amantes de comer en exceso, glotones; ansiaban y consumían comestibles con azúcar y sin valor nutritivo, hasta el punto no sólo de envenenar su apariencia, sino también su personalidad y la salud de su cuerpo; eran infelices, enfermos y se encontraban atrapados.

Si usted es realmente serio en cuanto a tener una buena relación con Dios, y está resuelto a agradarle, a vivir y a comer para Él, el Señor lo quiere ayudar.

Una última cosa antes de que empiece a leer este libro: Al final de cada capítulo encontrará una oración que usted debe hacer—es muy importante. Ore en voz alta (entre más veces mejor); hallará nuevas fuerzas y un nuevo poder en su vida que usted no sabía que se pudiera obtener.

Ahora, pues, si está cansado de los interminables programas para perder peso, de las dietas y de las asociaciones dietéticas, y si desea verdaderamente que su cuerpo esté como Dios quiere, al igual que su alma y su espíritu, éste es su libro.

¡Que Dios le bendiga!

Capítulo uno

Libre para ser delgado

Carolee pesaba 41 kilos de más. Ella era una mujer solitaria, colérica y estaba al borde dela desesperación. Según ella, no había ninguna solución para el problema de su obesidad. Se angustiaba por ser obesa, pero continuaba comiendo en exceso. A menudo salía con dos amigas, también obesas, e iban de restaurante en restaurante comiendo hasta que apenas podían andar. Al día siguiente, Carolee tenía un malestar por el exceso de comida consumida el día anterior, peor que el que dejan las borracheras de licor.

Carolee probó docenas de dietas: perdía cuatro kilos y ganaba ocho, rebajaba dos y aumentaba cuatro, reduciendo siete y engordaba catorce. Desesperada y desdichada, Carolee clamó a Dios pidiendo ayuda. Cuando conoció a los CV su pequeño cuerpo de 1,55 metros y pesaba 94,5 kilos.

La vida de Carolee es semejante a la de otros muchos miles de personas que nunca han conseguido que se cumplan sus sueños de ser delgado. ¡Ah, ser delgado! Carolee intentó todo aquello que se le ocurrió para adelgazar: píldoras dietéticas, inyecciones dietéticas, dulces dietéticos, goma de mascar dietética, el hipnotismo, y tantas otras cosas (en un año llegó a ser incluso «campeona nacional», le llevó sólo doce meses ganar de nuevo lo que había perdido y otros 10 kilos y medio adicionales).

¿Dietas? Las probó todas: la del pomelo, la del plátano, la de los helados, la de los carbohidratos, la de las proteínas, la de la patata, y la del apio y la zanahoria. Había tomado proteína líquida y perdido nueve kilos—volviendo a ganar 14, además de una semana en el hospital. Ella trató con otras bebidas proteínicas en polvo, perdiendo sólo dos kilos—ya que las bebía y luego tomaba una comida completa.

Ayunó, durante varias semanas seguidas bebiendo únicamente jugos, e incluso como último recurso probó la acupuntura.

Cuando aquélla no dio resultado, optó por la cirugía de desvío; sin embargo, el cirujano le dijo que necesitaba tener 45 kilos de más para someterse a la operación, y ella estaba justo por debajo de aquel límite. Una persona está realmente desesperada cuando se somete a una dolorosa y peligrosa operación como la cirugía de desvío, la cual consiste de una incisión de 38 a 46 cm. para desconectar aproximadamente mt. 2,75 de intestino delgado dejando al paciente con sólo 46 cm de conducto digestivo funcionando. Los efectos secundarios y las complicaciones son frecuentes. Aun así, la drástica elección de dicha cirugía tiene su atractivo para un glotón, cuyo sueño es: «¡Puedo comer todo lo que quiera sin engordar!»

Pero Carolee no llevó a cabo su decisión de someterse a la operación, ya que oyó una historia alentadora que cambió su vida: Una señora de Arden Hills, Minnesota, EE.UU., había perdido más de cincuenta kilos y estaba ayudando también a un sin número de personas a adelgazar, así que decidió ver por sí misma de qué se trataba. De este modo conoció a la dama que había rebajado los 51 kilos, quien le confesó: «He perdido cada uno de esos kilos con Jesús.»

—¿Con...? —dijo Carolee mostrando gran interés.

—Eso he dicho: con Jesús —repitió la señora Neva Coyle—. Ninguna otra cosa dio resultado. Nada. Yo estaba muy desesperada. Hay que estarlo realmente para poner en peligro la vida con tal de estar delgado y en esa situación me encontraba yo cuando me hicieron la cirugía de desvío. Luego, después de la operación, empecé a engordar de nuevo. Aumenté ocho kilos y medio, y cada mañana la báscula marcaba más; entonces comprendí que el comer en exceso era un problema espiritual, y si es así, la respuesta tiene que ser Dios.

Mientras la señora Neva Coyle hablaba, Carolee quedó impresionada por sus palabras pero también por la manera en que ésta lucía. A la semana siguiente, se unió a los CV—la organización para perder peso que había surgido de los eficaces métodos para adelgazar de la señora Neva Coyle.

La historia de Carolee todavía no ha terminado. Ella empezó a asistir a las reuniones de los CV, a hacer sus tareas en casa, y el Señor comenzó a contestar sus oraciones. Cada semana, a la hora de pesarse, registraba una nueva disminución de su peso, y en cosa de seis meses había rebajado 32 kilos. Su sueño de ser delgada, casi se había cumplido. «Como Neva, yo sólo quería tener mi peso *normal*; detestaba que me llamaran *gorda*,» explica Carolee.

Luego, Carolee comparte el aspecto más interesante de todos: «Verdaderamente, el estar delgado es casi una consecuencia de la victoria real que ha tenido lugar en mi vida. El triunfo en realidad es sobre el yo y la falta de autocontrol.»

Los CV comparten abiertamente cómo Dios les ha ayudado a vencer la ira, el temor, los celos, la soledad, la frustración ... por medio de la pérdida de peso. Por primera vez en su vida el ser delgado es un sueño hecho realidad. Pero más importante aún es el hecho de que son personas completamente nuevas.

«*Todo lo puedo en Cristo*»—y eso incluye el perder peso.

El propósito de este libro es decirle cómo adelgazar para siempre. Si sigue los principios de la presente obra, perderá peso y se mantendrá así; también aprenderá una nueva manera de vivir.

El comer en exceso no es algo que afecta únicamente al cuerpo, sino que también complica de un modo muy profundo las emociones y está entretejido con las mismas. De hecho, es la personalidad la que produce la gordura; los sicólogos nos dicen que el exceso de peso indica un desajuste de la personalidad. Él consumir demasiada comida—especialmente dulces—es a menudo una respuesta a los sentimientos de insuficiencia, depresión, ira, temor, soledad, miedo al fracaso, ansiedad y otras emociones debilitadoras.

La gente obesa utiliza el comer como un escape emocional. El doctor Charles S. Freed—una autoridad en cuanto a la obesidad—explica: «Cualquier cosa que aumente la tensión emocional del comilón—como la pena, la ansiedad, el nerviosismo o la irritabilidad—aumenta su deseo de comer.»[1]

Cualquiera de los CV que ha tenido éxito le dirá cuántas cosas más ha hecho Dios en su vida aparte de eliminar los kilos que le sobraban.

Si usted verdaderamente quiere tener una buena relación con Dios, y está resuelto a agradarle y a vivir para Él, es el momento de empezar.

Por mucho tiempo algunos creyentes se han estado dando excusas para destruir su cuerpo.

El tener cinco, veinte o cuarenta y cinco kilos de más constituye un peligro mucho mayor del que uno se pueda imaginar.

El doctor Frederick J. Star,[2] del Departamento de Alimentación de la Universidad de Harvard, de los Estados Unidos de Norteamérica dice que incluso cinco kilos por encima del peso normal pueden significar que

---

[1] Kordel, Lelord, *Eat and Grow Slender* (Coma y sea delgado). (Manor Books, Inc.) 1962
[2] Ibid

la persona corra el riesgo de morir cinco o diez años antes que si no los tuviera, y expresa que el sólo hecho de tener poco exceso de peso es suficiente para estar en la «zona de alarma».

El engullir comida no sólo hace daño a nuestro cuerpo sino que con ello también perjudicamos nuestra alma. Desgraciadamente, el estar obeso ha sido algo aceptado. Si entre los miembros de la iglesia hay un drogadicto o un alcohólico, todo el mundo puede ver claramente que dicha persona tiene un problema serio. Sin embargo, se considera algo normal el que alguien sea gordo y adicto a la comida.

¿Es acaso normal la obesidad a los ojos del Señor? Los actos compulsivos sin evidencia de enfermedad pertenecen a la categoría de la siconeurosis. El comer en exceso es una acción coercitiva, y Jesús fue a la cruz para que no tuviéramos que seguir siendo víctimas de actos compulsivos. Por lo tanto, hemos de preguntarnos: *¿Es pecado comer en exceso?*

Probablemente usted diga: «¡Ay! Nunca he considerado un *pecado* mi exceso de peso. Me refiero a que en el Señor tengo libertad para ser yo. ¡Dios me ama tal como soy! Esté grueso o delgado, le pertenezco; y Él me quiere.»

¿Qué, pues, diremos? ¿Perseveraremos en el pecado para que la gracia abunde? En ninguna manera. (Romanos 6.1-2a)

La persona obesa probablemente diga la verdad con su boca, pero no cree realmente que es amada de veras; ésta es una de las razones que tiene para comer demasiado. En su caso, la comida toma el lugar del Consolador. El gordo también dice: «Amo al Señor, y deseo servirle y obedecerle».

Esta es la clave de la vida dinámica y el poder: la obediencia. En Gálatas 5.23, la Biblia nos dice que la templanza es una evidencia de la obra del Espíritu Santo en nuestra vida. Obedecer a Dios significa hacerle caso cuando dice: ¡No comas eso!

¿Comeremos en exceso en lugar de permitir que el Espíritu Santo tenga las riendas de nuestros apetitos?

El deseo de comer nunca quedará satisfecho. La avidez desenfrenada es pecaminosa y aquella por la comida lo es tanto como la codicia física por el cuerpo de otra persona. Comer con el propósito de obtener cierto sentimiento de seguridad es hacerlo por un motivo equivocado, ya que sólo Dios nos proporciona verdadera estabilidad y seguridad.

Por lo tanto, nuestro primer paso para adelgazar y permanecer delgado ha de ser el considerar el compromiso que tenemos delante. Esto es algo maravilloso y poderoso, que tendrá un efecto dinámico sobre nosotros durante el resto de nuestra vida.

¿Está preparado?

Capítulo dos

Comprométase

El Espíritu Santo anhela ser la fuerza que guíe su vida, y satisfacer cada una de sus necesidades.

Hágase esta pregunta: «¿Permitiré que el Espíritu de Dios tome el control de mi manera de comer?»

Si ha contestado que sí, está listo para empezar. Está usted a punto de aprender cómo poner su cuerpo bajo control, educando su carne con el poder del Espíritu Santo.

No tema; con Dios no fracasará. Tal vez en el pasado no logró perder peso; de hecho, puede incluso haber fallado cuando trataba de adelgazar con la ayuda del Señor. Recuerde que Dios es paciente y perdonador; en este mismo momento está a su lado, listo para comenzar la obra que tiene que hacer en usted en lo referente a su manera de comer.

¿Cuánto come usted?

Si usted ingiere más comida de la que su cuerpo necesita, está comiendo más de lo que el Señor quiere que coma.

Si el hambre que siente es mayor que su necesidad física, usted no está hambriento de comida.

Estamos hechos de cuerpo, alma y espíritu y para estar en la debida relación con la voluntad de Dios, el *espíritu* suyo debería ser la fuerza que controle su vida. El espíritu humano, cuando es habitado y habilitado por el Espíritu Santo, puede estar en constante comunión con el Señor, y entonces usted es capaz de oír la voz de Dios, comprender Su Palabra y obedecer en todo; de manera que su cuerpo y alma responden al poder de Dios en su espíritu.

Si es su *cuerpo* quien dice a su alma y a su espíritu lo que han de hacer, usted está «descompuesto» y fracasará.

Si su *alma* tiene el mando—y ella es la que dirige a la mayoría de la gente—tampoco está dentro de la voluntad de Dios. El alma consta de intelecto, emoción y voluntad. Cuando las emociones guían nuestra vida estamos en un penoso camino y somos vulnerables a cualquier circunstancia o suceso; si sólo Su intelecto guía Su vida, le faltará la sabiduría infinita de Dios; y si es Su voluntad la que lo dirige, entonces usted será un testarudo.

Cuando usted se ha llenado de comida y todavía tiene hambre, está recibiendo señales muy directas de que su ser interno anhela algo más que alimentos. El llenar su estómago no satisface ese deseo, y cuanto más coma tanto más gordo y hambriento estará usted. La persona que expresa: «No como porque tengo gran necesidad, sino porque me gusta la comida», en realidad está diciendo: «No quiero que Dios gobierne mi apetito».

Esa persona puede estar sencillamente rehusando disciplinar su modo de comer o ejercer el fruto divino del dominio propio.

Dios promete el éxito

Poco antes de que Dios diera la Ley a Moisés, le mostró la importancia que tenía un pacto. Eso era algo primordial para triunfar o prosperar. *Prosperar* significa tener éxito, medrar (¡la meta de la persona obesa es prosperar en sus esfuerzos por perder peso!). El Señor prometió prosperidad o éxito a cambio de guardar un pacto.

Guardaréis, pues, las palabras de este pacto, y las pondréis por obra, para que prosperéis en todo lo que hiciereis. (Deuteronomio 29.9)

Usted hace un pacto con Dios para perder peso de la manera que Él quiera. Dios sabe que los caminos suyos para adelgazar no traerán sino fracaso y decepción. Pero Dios no lo desilusionará; esté seguro de que el Señor se está comprometiendo con usted—un pacto requiere más de una persona. El Señor no sólo lo anima a tratar de adelgazar, sino que también le mostrará el modo de hacerlo.

Vosotros ... estáis hoy en presencia de Jehová vuestro Dios ... para que entres en el pacto de Jehová tu Dios, y en su juramento, que Jehová tu Dios concierta hoy contigo, para confirmarte hoy como su pueblo, y para que él te sea a ti por Dios, de la manera que él te ha dicho, y como lo juró a tus padres Abraham, Isaac y Jacob. (Deuteronomio 29.10, 12, 13)

El compromiso

Antes de que empiece a adelgazar, decida cuidadosamente y con oración comprometerse a hacerlo por completo de la manera que Dios quiere. Cuando usted venga a Él según Sus condiciones, buscando Sus caminos y pidiendo Su dirección, el Señor lo guiará, confortará, animará, fortalecerá y verá que usted tenga éxito.

Porque este mandamiento que yo te ordeno hoy no es demasiado difícil para ti, ni está lejos. (Deuteronomio 30.11)

Usted conviene *con* Él en permanecer fiel a un determinado programa de reeducación, ir hasta el final del mismo; se compromete ya sea a asistir con regularidad a su grupo de CV, a hacer con fidelidad su tarea, o a permanecer en el programa usted solo. Dése cuenta de que usamos la palabra *fidelidad*, pero no el término *dieta*. Los miembros de los CV no aprenden a seguir un régimen, sino a *comer*. Toda persona obesa sabe cómo ponerse a dieta, y probablemente conoce cien regímenes alimenticios diferentes. Nosotros no seguimos una dieta, sino que educamos nuestros hábitos alimenticios por medio del poder del Espíritu Santo de la Palabra de Dios.

Porque muy cerca de ti está la palabra, en tu boca y en tu corazón, para que la cumplas. (Deuteronomio 30.14)

Usted puede serle fiel a Dios y a Su Palabra si une la voluntad suya con la de Él. El Señor tiene un gran propósito para su vida, y siempre requiere la obediencia por parte suya. Para ser obediente usted tiene que permanecer fiel.

Mira, yo he puesto delante de ti hoy la vida y el bien, la muerte y el mal; porque yo te mando hoy que ames a Jehová tu Dios, que andes en sus caminos, y guardes sus mandamientos, sus estatutos y sus decretos, para que vivas y seas multiplicado, y Jehová tu Dios te bendiga en la tierra a la cual entras para tomar posesión de ella. (Deuteronomio 30.15–16)

Piense en un cuerpo delgado como su «Tierra Prometida». Puede entrar en la misma y disfrutar de la plenitud de vida que Dios da a aquellos que son obedientes, o puede perderla.

Os he puesto delante la vida y la muerte, la bendición y la maldición; escoge, pues, la vida, para que vivas tú y tu descendencia. (Deuteronomio 30.19)

¿Cómo escogemos la vida? Dios nos da algunas instrucciones específicas en el versículo siguiente:

Amando a Jehová tu Dios, obedeciendo a su voz, y siguiéndole a él; porque él es vida para ti, y prolongación de tus días. (Deuteronomio 30.20)

El Señor lo exhorta a que escoja la vida; ahora usted debe elegir. Si usted no tiene una relación íntima y personal con Jesucristo, puede tenerla. Entréguele Su vida, hágalo su Señor. Jesús, siendo el Hijo de Dios, vino al mundo para morir sobre la cruz, para que usted y yo pudiéramos ser perdonados de nuestros pecados y vivir una vida de victoria sobre las fuerzas negativas y destructoras. Cuando Jesús llega a ser su Señor y Salvador, el Espíritu Santo de Dios mora en el espíritu suyo para poner en contacto su vida con el poder del cielo y la eternidad. Es el Espíritu Santo quien lo guía, instruye, conforta y ayuda a medida que pierde peso.

¿Qué significa realmente «compromiso»?

¿Cuál es el significado para usted de la palabra *compromiso*? Dos de las definiciones de dicho término son: «voto», o «estar ligado emocional o intelectualmente a cierto curso de acción».

Para vivir una vida cristiana dinámica en Dios se necesita del compromiso; éste no es algo que se deba tomar ligeramente.

Haga hoy un pacto con el Señor y comprométase totalmente con Él y con Su voluntad; luego asuma la responsabilidad de perder peso. Un pacto es un acuerdo que ata y su compromiso con el Señor requiere de dicho pacto.

Usted está conviniendo y comprometiéndose con Dios, no con los CV. Los objetivos principales de los CV son glorificar y exaltar el nombre de Jesús, compartiendo cómo se ha de comer en obediencia al Espíritu Santo. Su compromiso es con Jesucristo, y su pacto, o acuerdo que ata, es con Él.

Su compromiso de perder peso y poner su cuerpo en el orden debido es extremadamente importante. Si su compromiso es sincero, usted triunfará; Dios así lo promete. Así que ... *guarda las palabras de este pacto, y ponlas por obra, para que prosperes en todo lo que hagas.*

Cómo orar

A medida que usted se comunique continuamente con el Señor su vida tomará una nueva dimensión en fortaleza. Al final de cada capítulo de este libro hay una oración para que usted la haga. Dígala en voz alta y tantas veces como sea posible. Es importante que se oiga usted mismo diciendo esas palabras y se concentre en lo que está orando; ésa es la razón por la que el repetir la oración ayuda.

Por ejemplo, cuando diga: «Escojo», estará adoptando una poderosa postura espiritual; con esas palabras se ha cambiado el curso de la historia. Cuando ora de esa manera, usted se está colocando en el camino correcto hacia la esbeltez y un grado más alto de felicidad.

Oración

Padre, en el nombre de Jesús, te hago Señor de mi vida. En este momento te doy mi cuerpo, alma y espíritu. Recibo a Jesucristo como mi Salvador y escojo el vivir mi vida ahora por medio del poder del Espíritu Santo.

En lo que se refiere a mi manera de comer, me comprometo contigo, Señor. Escojo ponerte en la posición de señorío sobre cada aspecto de mi vida, particularmente en lo referente a la comida.

Escojo amarte, obedecer tu voz y seguirte, porque Tú has dicho que eres vida para mí y prolongación de mis días. Escojo la bendición de la obediencia.

En el nombre de Jesús. Amén.

Libre para ser delgado

Capítulo tres

¿Cuáles son sus motivos?

Terry rebosa de emoción cuando les cuenta a sus amigas de su nueva relación con su suegra:

—Durante años nos hemos odiado la una a la otra — explica—. ¿Pero saben lo que ha pasado? ¡Ha dicho a mi marido que desde que adelgacé, el cambio operado en mí ha sido milagroso!

Las otras mujeres asienten con la cabeza sabiendo de lo que habla.

—¿Y cómo te sientes tú ahora en cuanto a ella? —le preguntan.

—De algún modo me siento mucho más cerca; y sé que voy a amarla cada día más. Ahora es mucho más amable conmigo.

Terry comprende que la causa de aquella mala relación era más ella que su suegra. Los que comen excesivamente, a menudo son gente egoísta que considera el negarse a sí misma más como un castigo que como una respuesta saludable al amor de Dios. La mujer perdió 27 kilos en el programa de los CV, y durante aquel proceso aprendió mucho acerca de su propia persona. «Nunca antes me había dado cuenta de lo egocéntrica que era» — confesó—. «Comía a consecuencia de la ira, la frustración e incluso de los celos. Echaba la culpa de mis problemas a todos menos a mí misma.» También comprendió que aborrecía el compartir a su es poso con la madre de él, y resentía el papel que ésta jugaba en su vida, algo que antes no hubiera admitido para consigo misma.

Si los motivos de Terry para adelgazar hubieran sido egoístas, en primer término habría estado alimentando una de las causas más fuertes de su glotonería. Esa era la razón por la que siempre fracasaron todos sus intentos anteriores. Antes había seguido docenas de regímenes y cada vez volvía a recuperar el peso que perdía. Esta vez, la mujer tomó una decisión firme y se comprometió con la tarea de adelgazar (vea el capítulo anterior en cuanto al compromiso). En esa ocasión la razón para perder peso fue *el agradar al Señor.*

Por tanto procuramos también, o ausentes o presentes, serle agradables. (2 Corintios 5.9)

Un motivo es la razón por la cual se adopta un comportamiento o se realiza una acción. Como cristianos, nuestros motivos se han de basar en la Palabra de Dios. En la Biblia encontramos algunas palabras fuertes en cuanto a la motivación, y si fuéramos movidos a hacer algo por ganancias o recompensas terrenales, no agradaríamos al Señor, y por lo tanto no nos beneficiaríamos de Sus bendiciones. Vea lo que dice Filipenses 3.18, 19:

Porque por ahí andan muchos, de los cuales os dije muchas veces, y aún ahora lo digo llorando, que son enemigos de la cruz de Cristo; el fin de los cuales será perdición, cuyo dios es el vientre, y cuya gloria es su vergüenza; que sólo piensan en lo terrenal...

Y 2 Corintios 5.10:

Porque es necesario que todos nosotros comparezcamos ante el tribunal de Cristo, para que cada uno reciba según lo que haya hecho mientras estaba en el cuerpo, sea bueno o sea malo (considerando cuáles hayan sido su propósito y su motivo, y lo que ha llevado acabo, en lo que se ha ocupado y a lo que se ha entregado a si mismo poniendo esmero en su realización). (Paréntesis de la Biblia Ampliada en inglés).

Puede que aquellos «enemigos de la cruz de Cristo» no eran paganos, sino creyentes. ¿Sabe usted que es posible ser creyentes y aun así no aprovechar el potencial que se tiene?

El Señor no está precisamente mimándonos con esto, ¿verdad? Dice que cuando nuestro dios es el apetito, cuando nuestra gloria es nuestra vergüenza, cuando tenemos la mente en las cosas terrenales, el fin es la destrucción. No expresa: «Querido, si tienes ganas de comerte una docena de "rosquillas", hazlo; te comprendo. Cuando termines con aquellas, ¿por qué no te tomas dos litros de helado? Luego, puedes tirarte encima del sofá, enfermo e infeliz, a ver la televisión. ¡Pues claro, apresúrate!»

No, ése no es el Señor. Dios le dice:

Deléitate asimismo en Mí, y yo cumpliré los deseos de tu corazón. (Salmo 37.4, parafraseado)

Dios le está indicando que ponga a un lado toda apariencia de maldad, y profiere: «Únete a Mí».

¿Sabe usted que cuando por costumbre come más de lo debido ahoga la obra de Dios en su vida? Él Señor dice que nos enorgullecemos de aquellas cosas de las que deberíamos estar avergonzados.

¿A cuántas meriendas de la Escuela Dominical ha asistido usted en las que ha llenado tanto de comida el plato que apenas puede volver a su asiento sin que se le caiga algo por el camino?

¿A cuántas cenas informales, banquetes, fiestas de despedida para novias, bodas y ceremonias de graduación ha ido en las que ha bromeado acerca de quien podía comer más?

Hágase esta pregunta: ¿Qué es más agradable al Señor: el que ejerza dominio propio o el que coma cualquier cosa en las cantidades que usted desee?

Puede que diga: «¡Pero ya estoy libre de la esclavitud! Ya no estoy bajo la ley. Jesús me ha liberado. Que nadie me juzgue en lo que como o dejo de comer. Soy libre en Cristo, y puedo comer aquello que me plazca. Si estoy gordo, ¿qué más da? Jesús me ama, y Él no hace acepción de personas.»

Pues, si esto es lo que dice y cree, preste atención sólo un poquito más; hay algunas bendiciones preparadas para usted. La templanza no es esclavitud, sino libertad. Usted ejerce control sobre su vida. ¡El tener dominio propio es ser libre! Eso lo libera para que usted sea quien debe ser en realidad. De este modo, es usted quien:

• Utiliza la comida, y no ella a usted.

• Usa las calorías, y no al contrario.

• Controla lo que sucede dentro de su cuerpo.

• Está *libre* de los atracones, la gula y el comer en exceso.

• Se encuentra más saludable, tiene más vigor y controla su vida.

• Ya no es egoístamente indulgente en cuanto a la comida.

• Se está volviendo hacia Dios para que satisfaga sus necesidades y deseos.

Cuando sus motivos en cuanto a agradar al Señor son claros y fuertes, usted puede estar seguro de que perderá peso. Dios obra desde adentro hacia afuera. Una vez que las razones que usted tiene para hacerlo ocupan el lugar debido en su corazón, comenzará a ver los resultados exteriores.

Porque Dios es el que en vosotros produce... por su buena voluntad. (Filipenses 2.13)

Jesús no vino al mundo para hacer aquello que le gustaba, sino que vino para vivir en perfecta obediencia a Su Padre.

Y estando en la condición de hombre, se humilló a sí mismo haciéndose obediente hasta la muerte, y muerte de cruz. Por lo cual Dios también le exaltó hasta lo sumo, y le dio un nombre que es sobre todo nombre. (Filipenses 2.8, 9)

Así se convirtió en un modelo para nosotros, enseñándonos a escoger la motivación adecuada.

Porque Dios es el que en vosotros produce así el querer como el hacer, por su buena voluntad. (Filipenses 2.13)

Él Señor desea realizar Su voluntad perfecta en usted y en su vida; quiere cumplir los propósitos que tiene para con usted. Usted puede perder kilos y pesar lo que Dios planeó que pesara. ¡Que su motivo sea agradarle a Él! El Señor no le está castigando quitándole la comida, sino bendiciéndole y mostrándole amorosamente cómo andar en el poder de Su Espíritu.

Alegremente motivado

Haced todo sin murmuraciones y contiendas para que seáis irreprensibles y sencillos, hijos de Dios sin mancha en medio de una generación maligna y perversa, en medio de la cual resplandecéis como luminares en el mundo. (Filipenses 2:14–15)

Esto somos usted y yo: irreprensibles y sencillos, sin

mancha en medio de una generación comilona y abrumada por los comestibles sin valor nutritivo.

A veces es difícil dejar de quejarse del número de calorías que tiene el pastel de nueces, o de cómo todo lo bueno engorda. Pero cuando nuestros motivos son agradar al Señor, tenemos poder en nosotros para *regocijarnos* comiendo para Su gloria. Dicho poder está ahí, esperando ser desatado.

Probablemente en el pasado nuestras razones para perder peso hayan sido egoístas. Quizás queríamos estar atractivos para cierta persona o cierto grupo. Mary perdió siete kilos para la reunión de ex-alumnos de su instituto de enseñanza media. Quería verse «estupenda» frente a todos los que en otro tiempo fueran sus compañeros de clase. Su deseo era dar la impresión de que estaba igual de joven que cuando estudiaba, y destacarse de las otras chicas entonces más populares, y que ahora estaban gordas y pasadas de moda. Dos meses después de la reunión recuperó aquellos siete kilos añadiéndoles dos más.

Nada hagáis por contienda o por vanagloria. (Filipenses 2.3a)

No hay nada malo en querer estar atractivo. Dios desea que lo estemos. De hecho, cuando alguien acepta a Cristo como Salvador, por lo general, gana nuevo encanto y personalidad; la vida interior proporciona un brillo y resplandor que la persona no tenía antes. El Espíritu Santo da a los creyentes nuevos motivos para ser atractivos; pero cuando la motivación egoísta y vanidosa se cuela, ésa impide la obra natural del Señor.

Oración

Señor Jesús, escojo ahora el reducir peso por amor a Ti. Renuncio a los motivos que fracasaron en el pasado, y elijo el comer para Tu gloria. Adelgazaré para agradarte. Señor, muéstrame cuál es Tu voluntad para mi cuerpo.

En el nombre de Jesús. Amén.

Capítulo cuatro

Trace metas

Lois siempre estaba orgullosa del hecho de que podía comer lo que quisiera sin ganar peso. Mientras sus amigas comían ensalada, ella se regalaba con ricos postres; sin embargo ellas eran las que tenían problemas de obesidad, entretanto que Lois seguía delgada y elegante.

Pero un día, su peso comenzó a aumentar, y la ropa le quedó demasiado ceñida para ponérsela; las cremalleras se abrían, y los botones saltaban. Sólo tenía ocho kilos que perder, pero igual hubieran podido ser cuarenta y cinco. Aquello significaba que tenía que disciplinarse en su manera de comer, lo cual era tan desconocido para ella como un viaje a la luna.

La mujer no mostraba exteriormente sus indulgencias como algunas de sus amigas que estaban excesivamente obesas, pero se dio cuenta de que tenía un problema al cual necesitaba enfrentarse. «Nunca me había percatado de que mi manera de comer en exceso era un problema espiritual, hasta que engordé tanto que no cupe en mis vestidos» —dijo a un grupo de CV.

«Ahora, con la ayuda del Señor, estoy aprendiendo a comer. Es verdaderamente difícil para mí, porque no estoy acostumbrada a decirme no a mí misma.»

En el grupo de Lois había mujeres que necesitaban perder 23, 27 y hasta 45 kilos; así que sus ocho kilos parecían nada al lado del excesivo peso de aquellas otras. Sin embargo, ella sabía que si no permitía que Dios tomara control sobre su apetito ahora, su problema sólo se haría mayor.

Cómo saber cuánto pesar

¿Cuántas veces se ha dicho a usted mismo que quería perder un cierto número de kilos para tal y tal día? ¿Cuán a menudo ha expresado que desea tener un peso determinado porque ése fue su peso en alguna época anterior y ansía que lo sea de nuevo?

Antes de decidir cuáles han de ser sus metas, deténgase y ore al respecto; pregúntele al Señor cuánto desea Él que usted pese.

¿Le suena extraño esto?

A una mujer que había seguido muchos regímenes alimenticios a lo largo de su vida y aún estaba obesa, le pareció una novedad el hacerlo. «Sencillamente, nunca antes había pensado en ello» —expresó—. «Oraba, quiero decir que siempre hacía mis oraciones, sin embargo jamás pensé en preguntarle a Él qué peso quería que yo tuviera.»

Cuando aquella mujer pidió al Señor en oración que

le mostrara cuánto debía pesar, se encontró con una respuesta diferente a los planes que ella tenía para consigo misma. Se había puesto objetivos muy elevados, pero nunca lograba alcanzarlos. En las pocas ocasiones en las que consiguió aquello que se había propuesto, en breve volvió ganar el peso que había perdido.

«Siempre intentaba rebajar mi peso a los 50 kilos, pero al orar al Señor, Él me mostró que quería que pesara cincuenta y siete. Desde luego, aquello fue un alivio, ya que solía tener un sin fin de temores acerca del permanecer en los cincuenta, creyendo que habría de morirme de hambre para conservar dicho peso.»

¿Cómo oye uno la voz del Señor? Primero pide, y luego escucha. Es asombrosa la cantidad de creyentes que nunca han oído a Dios hablándoles personalmente.¡No quiero decir con voz audible! Sino en lo profundo del espíritu de uno. ¡Pregúntele a Dios cuánto debería pesar usted!

Cuando esté seguro de un modo razonable de que ha oído una respuesta que sale del interior de su espíritu, ore por ella. Luego hágalo también con algunos amigos. Sin embargo es importante que ellos sean comprensivos, o gente que también esté adelgazando —puede que su madre, o su esposa o esposo no sean las personas idóneas para consultar. Es posible que su madre le quiera a usted gordito —como también le amaría si tuviera dos cabezas y además la peste—, y quizás su esposo le dirá que está bien así, que de esta manera tiene «más para amar».

¡Nada de eso! Pregúnteles a aquellos que no tienen nada que ver con usted.

Pídales que lo ayuden a orar. Dígales lo que piensa que el Señor le está mostrando, e inquiera cómo les suena a su modo de pensar.

Una mujer, que formaba parte de cierto grupo de CV en Minneápolis, oró acerca de lo que debía pesar, y escuchó a Dios diciéndole: «Cincuenta y tres kilos». Quedó encantada al pensar que un día tendría dicho peso; luego pidió a sus compañeros de oración de CV que oraran también. Antes de que lo hicieran, les dijo el peso que pensaba que el Señor le estaba poniendo como objetivo.

—¡No puede ser! —dijo una amiga—, es muy poco. No me digas que quieres pesar 53 kilos, no serías más que piel y huesos.

—Tienes un esqueleto grande —expresó otra—, necesitas pesar más de cincuenta y tres.

(No se preste oído, si se dice a sí mismo que tiene un «esqueleto grande». Aunque mida dos metros y medio, y su anchura de hombros sea de un metro veinticinco centímetros, considérese normal. Una mujer que perdió cuarenta y cinco kilos se quedó asombrada al descubrir que en realidad era una persona diminuta. ¡Tal vez usted también lo sea!)

—¡Cincuenta y tres kilos! ¿Estás seguro de que el Señor te está diciendo que peses eso?

Después de un rato con aquella desalentadora discusión, las mujeres oraron y luego de hacerlo, cada una le dijo que estaba en lo cierto; Dios les mostró a las otras lo mismo: 53 kilos. Mientras escribía este libro, ella casi había alcanzado su objetivo.

Así que la primera cosa que tiene que hacer en su nuevo programa para perder peso es preguntarle al Señor cuánto quiere Él que usted pese.

Después de hacerle a Dios esa pregunta, pídale que le indique cuántas calorías debería ingerir al día para alcanzar dicha meta.

Algunas veces, la gente no está segura de lo que significa el oír hablar al Señor. He aquí una conversación entre dos creyentes: Uno de ellos es un joven de treinta años que ha perdido recientemente 18 kilos, y el otro, su amiga, una señorita a quien le gustaría perder otro tanto. Se encuentran frente a la máquina de fotocopias de la oficina donde ambos trabajan.

Él: Hoy a la hora del almuerzo tuve una experiencia maravillosa en la cafetería.

Ella: ¿Sí? Cuéntame.

Él: Quería comer un plato que engorda: chuletas de cerdo en salsa de tomate. ¡Uf! De cualquier modo, cuando estaba a punto de pedirlo, el Señor me habló y me dijo: «No comas eso».

Ella: ¿Cómo has dicho?

Él: Decía que quería comer un plato que en...

Ella: No, eso lo he entendido. Es lo otro lo que no he captado bien. ¿Quién dijo qué?

Él: El Señor me dijo: «No comas eso».

Ella: Eso es lo que me pareció oír. ¿Me quieres dar a entender que Dios te habla?

Él: Desde luego que lo hace; especialmente en relación a la comida, ahora que me he comprometido con este nuevo programa para perder peso.

Ella: ¿Quieres decir que oyes voces?

Él: No del todo. No es exactamente una voz lo que oigo. Es como un conocer interiormente...

Ella: El oír voces es el primer síntoma de esquizofrenia.

Él: Te aseguro que no estoy esquizofrénico.

Ella: ¿Qué tipo de cosas te dice Dios?

Él: Cuántas calorías debería comer al día para alcanzar el peso que Él desea que tenga, y lo que he de comer dentro de dicho límite de calorías.

Ella: ¿El Señor te dice todo eso?

Él: Claro que sí, y a ti también te hablaría de la misma manera si quisieras.

Ella: Pero yo no soy gigante espiritual ni nada por el estilo.

Él: Tampoco yo. Sólo soy un creyente sencillo lo cual me hace hijo Suyo; y Él habla a Sus hijos.

(PAUSA. *La muchacha mira larga y detenidamente a su delgado compañero.)*

Ella: ¿De veras Dios habla a la gente?

Él: *(Sonriendo)* Él habla a Su propio pueblo. Eso lo sé. Su pueblo oye Su voz, y Él los conoce y le siguen.

Ella: Sí que creo eso. ¿Pero cómo te habla a ti?

Él: Es un conocimiento interior. Como el escuchar Su voluntad por medio de Su misma voz en lo profundo del alma de uno.

Ella: ¿Con palabras?

Él: Precisamente.

Ella: *(Ajustando el disco selector de la copiadora.)* ¿Cómo es Su voz?

Él: Habla por medio de mi propia voz y de mis propios pensamientos. Yo soy el canal que utiliza para hablar conmigo. Naturalmente, también me habla a través de otros y por Su Palabra, pero también lo hace directamente. ¿Cuántas copias más vas a hacer?

Ella: *(Sin darse cuenta de su pregunta.)* ¿Es algo así como tener una conciencia?

Él: Sí, claro. Te exhortará a no pecar y te guiará a la verdad; pero habla de más cosas. Tu conciencia no te dice: «Te amo», o «Bien, buen siervo y fiel». ¡Oh! Sólo necesito una copia de este aviso...

Ella: *(Sin oírle.)* Yo creo que sí soy creyente, Dios dirige mis decisiones, me guía y me ayuda en cada cosa. ¿Qué diferencia hay entre esto y «oír Su voz»?

Él: Lo uno es un poco más íntimo que lo otro.

Ella: *(Amontonando papeles, levantando la tapa y poniendo otra copia en la máquina.)* ¡Qué puedo hacer para que me hable también a mí!

Él: Empieza a hacerle preguntas y espera Su respuesta.

Ella: ¿Así de fácil?

Él: *(Ayudándola a apilar los papeles.)* Lo que yo hago es leer el libro de Proverbios, donde dice: «Oíd, hijos, la enseñanza de un padre, y estad atentos, para que conozcáis cordura», y le repito al Señor esas palabras, expresando: «Señor, aquí mismo, en el capítulo cuatro de Proverbios, dices que oigamos la enseñanza. Estoy escuchando; por favor, enséñame.»

Ella: Pero Él lo hace por medio de Su Palabra, la Biblia.

Él: Sí, tienes razón. Ese es nuestro fundamento, y siempre debe ocupar el primer lugar en todo lo que pensemos, hagamos y digamos.

Ella: Sin embargo, sencillamente no puedo imaginármelo diciéndome lo que he de comer. Eso parece tan poca cosa, tan insignificante... ¿Cuántas copias necesitas hacer?

Él: Sólo una de este aviso. ¡El comer no es una cosa pequeña para mí! El hecho de ser obeso ha sido una lucha durante la mayor parte de mi vida y también ha afectado a mi experiencia cristiana. He sido un comedor compulsivo, rebelde y obstinado; ahora Dios me está ayudando a cambiar.

Ella: Estás logrando un aspecto magnífico; puedo notar un verdadero cambio en ti. Déjame que te haga esa copia. ¿Es un aviso de que no nos entretengamos en la copiadora? *(Él le tiende la nota.)*

Él: *(Riendo y leyendo en voz alta.)* «Sonríe, Dios te ama y quiere hablarte.»

A muchos de nosotros, la idea de Dios hablándonos nos resulta inverosímil, fantástica o demasiado buena para ser verdad. Se supone que Él sólo lo hace a unos pocos elegidos y privilegiados, y ¡a mí no, desde luego!

Cuando un reportero del periódico *Chicago Daily News* entrevistó a la señora Neva Coyle para dicho periódico, ella le dijo alegremente: «Le pregunto al Señor lo que debo comer, y Él me lo dice».

—¿Me va a decir usted que Dios le habla? —preguntó el periodista con una ligera sonrisa burlona.

—¿Y me va usted a decir a mí que cae agua por las Cataratas del Niágara? —replicó la señora Neva.

—No veo lo que tiene que ver eso con mi pregunta —expresó el hombre—. El que caiga agua por las cataratas es un hecho natural; la manera normal de comportarse la naturaleza.

—También para Dios es algo natural el hablarnos — contestó la señora Coyle sonriendo.

—Pero, con toda seguridad, Él no lo hace a cualquiera así como así —siguió diciendo el otro.

—Sí que lo hace —explicó Neva Coyle—. Dios habla a todo el mundo, lo que pasa es que mucha gente no escucha.

Para seguir el programa de los CV, es importante que usted aprenda a oír a Dios hablándole directamente. De cualquier modo que escuche Su voz—ya sea mediante una convicción interna, una palabra directa o unos toques de trompeta en la noche—debe llegar a conocerlo y a saber lo que le está diciendo.

El programa para perder peso de los CV es diferente a otros. La mayoría de los médicos y clínicas le darán paquetes de papeles con minutas, dietas, listas de «no puede comer» y «puede comer». Eso sólo le deja a usted una responsabilidad: La de comprar la comida que se le dice y alimentarse exclusivamente de ella. De hecho, la persona obesa se convierte en un servidor del programa para perder peso.

Si usted no está enfermo, o siguiendo un régimen especial por motivos de salud, usted puede recibir una dieta, hecha a la medida, directamente de la cocina del cielo.

Este libro no le dirá cuántas calorías ha de tomar, ni lo que usted debe poner en su plato para cada comida. Esas instrucciones tiene que recibirlas de su Señor. Él fue quien formó su cuerpo (conoce el tamaño de su esqueleto), y es quien desea vivir dentro del mismo con usted. Dios lo ama a usted más que cualquier otra persona en todo el mundo, y le preocupa más su peso que a ningún otro que usted conozca. Deje que le hable y dirija *cada bocado que usted coma.*

Por favor, si está usted siguiendo una dieta especial ordenada por el médico a causa de su salud, o tomando una medicina, no cambie lo que está haciendo sin conversar antes con su doctor.

De hecho, una buena «comprobación» de la Palabra del Señor sería el compararla con lo que dice su doctor en cuanto a la cantidad de calorías que debería tomar y el peso que es razonable que se ponga como meta. Dios no le dará ninguna instrucción imprudente, dañina para su salud o irrazonable de cumplir; la respuesta de su médico debería confirmarla.

Oyendo la voz de Dios

La siguiente historia la contó Jeanie, una desalentada nueva miembro de los CV que había luchado con su peso durante veintidós años.

«La hora de comer siempre ha sido para mí el peor momento del día. Los niños están en la escuela, mi marido en el trabajo, y yo sola en casa. Aunque tenga realmente buenas intenciones, y ponga en la mesa una ensalada con queso fresco, luego algo me pasa y me convierto en un monstruo, comiéndome todo lo que está a la vista. Me atiborro hasta que llega la hora de la cena, en la cual apenas puedo probar bocado. Mi marido se pregunta cómo puede ser que esté gorda si no como nada. No me ve hartarme a lo largo de todo el día, ni tampoco después de que todos los demás han terminado de comer y estoy lavando los platos y limpiando. He intentado muchas cosas: como el hacer que los niños laven la loza de la cena, o salir de casa durante el día, pero nada de eso da resultado. Siempre termino volviendo a mis viejas costumbres.»

Después de terminar sus seis lecciones de orientación, Jeanie escribió en su hoja de respuesta las palabras entusiastas:

«Al principio de la orientación, cuando estaba orando para que el Señor me hablara, me sucedió algo maravilloso. Apenas acababa de terminar una comida muy *pequeña*, compuesta de sopa, ensalada y un sandwich (para mí eso es poco, ya que generalmente como seis de esos emparedados sólo para empezar), cuando en aquel mismo momento oí que el Señor me decía de un modo muy claro y preciso: "Ahora deléitate en Mí".

»Inmediatamente saqué mi Biblia y empecé a leerla. Desde entonces, todos los días como con mi Biblia abierta justo delante de mí, y empiezo a leer la Palabra de Dios hasta que termino el último bocado. ¡Y funciona! Usted puede ver mi diagrama y notará que he perdido cinco kilos. ¡Gloria al Señor! ¡Gloria al Señor!»

Cinco meses después, se le pidió a Jeanie que compartiera con otros en un retiro de fin de semana de los CV.

—¡Me siento una persona nueva! —dijo efusivamente— He perdido 15 kilos, y casi conseguido el peso que me había puesto por objetivo. Cuando Dios me dijo que me deleitara en Él, en vez de hacerlo con comida, fue como si una bomba explotara en mi vida. En estos últimos cinco meses he leído más la Biblia y memorizado más de la Escritura que en mis quince años de creyente.

Cuando el Señor empiece a hablarle, y usted a obedecer a Su voz, también se sentirá y actuará como una persona nueva.

Que sus palabras y actitud sean como las del niño Samuel cuando Dios consiguió su atención: «Habla, porque tu siervo oye». (1 Samuel 3.1–18)

Al final de una hoja de respuestas a la lección, un miembro de los CV escribió esta oración sencilla y conmovedora:

«Amado Señor, enséñame. Abre mis oídos a Tu verdad. Concédeme la gracia de obedecer. Oh Dios, déjame conocer Tu plan para mí día a día. Con amor, María.»

Usted no está solo en su batalla contra la gula. Hay cientos (miles) de Jeanies y Marías haciendo oraciones parecidas en este mismo instante; Dios está contestándolas y también puede contestar la suya. No tema confiar en el Señor. Obedeciendo a Su Palabra y a Su voz, la esperanza que usted tiene de perder esos kilos se convertirá en realidad.

No se desaliente ya más. Dios está actuando a su favor, y esta vez lo conseguirá.

Dios le promete éxito y prosperidad como respuesta a su obediencia. ¿Por qué no toma ahora mismo un momento para pedirle que le hable?

Ya sea en forma de un conocimiento interior, de un pensamiento claro y preciso, o de palabras que se formen en su propia boca, escuchará Su voluntad, la cual se hará evidente para usted si oye atentamente.

No os conforméis a este siglo, sino transformaos por medio de la renovación de vuestro entendimiento, para que comprobéis cuál sea la buena voluntad de Dios, agradable y perfecta. (Romanos 12.2)

«*Probad los espíritus*» nos dice la Biblia. De modo que usted puede «comprobar» la palabra que reciba compartiéndola con otros, sopesándola con cuidado ayudado por el conocimiento que usted tiene de la alimentación y de su estado general de salud, y con oración.

Si piensa que el Señor le está diciendo que comience una dieta de moda, digamos, sólo toronja y huevos durante un cierto tiempo (u otro plan igual de nocivo), por favor, ore primero. Los caminos de Dios no son noveleros, sino eternos y para siempre.

Su objetivo no es sólo perder peso, sino también aprender una manera de comer y vivir fabulosa y para toda la vida. Usted podría comer palitos durante un mes y perder mucho peso, pero probablemente también se destrozaría el estómago. Dios no quiere que se destruya ninguna parte de su cuerpo, sino que se desarrolle maravillosamente y esté adornado en Su Espíritu Santo, vigoroso y hermoso en Su fuerza y gloria.

Oración

Padre, en el nombre de Jesús, necesito una guía y dirección especial en mi vida, ahora mismo, en relación a mi manera de comer. Puedes ver que tengo necesidad de Tu ayuda para perder los kilos excesivos de mi cuerpo. Muéstrame Tu voluntad. Por favor, háblame y hazme entender cuánto peso quieres que reduzca, cuánto deseas que pese y cuántas calorías he de comer cada día. Habla, Señor, que tu siervo escucha.

En el nombre de Jesús. Amén.

Libre para ser delgado

Capítulo cinco

Camino a ser más delgado

Usted ha entregado al Señor su apetito y sus hábitos en cuanto al comer, y ahora va en camino a una manera totalmente nueva de alimentarse y vivir y también en camino a ser más delgado.

¿No sabéis que sois templo de Dios, y que el Espíritu de Dios mora en vosotros? (1 Corintios 3.16)

El Señor Jesucristo y la Palabra de Dios son los que dirigen ahora sus motivos para perder peso, y no sólo adelgazará, sino que hará asimismo que su cuerpo (su templo) esté más fuerte y saludable. ¡Qué templo tan maravilloso para que el Espíritu Santo more en él! —un santuario robusto, firme y sano, no obeso, desnutrido, enclenque y enfermizo.

Si alguno destruyere el templo de Dios, Dios le destruirá a él; porque el templo de Dios, el cual sois vosotros, santo es. (1 Corintios·3.17)

Usted va a alimentar su cuerpo con fuerza y vigor, y en vez de estar éste gordo y malnutrido como antes, se encontrará más ligero, lozano y con más energía.

Una mujer que tenía por lo menos 23 kilos de más, nos cuenta el miedo que le daba adelgazar. «Necesitaré el peso que me sobra en caso de que caiga enferma» se decía a sí misma.

Si usted alberga esta teoría en algún lugar de su cabeza, quítela de allí ahora mismo. El estar obeso, en vez de ayudar a la salud, es un estorbo para la misma.

En una conferencia sobre la obesidad y el público americano, celebrada en el Instituto Nacional de la Salud de los Estados Unidos, los bioquímicos, médicos, sicólogos y sociólogos presentaron una serie de hallazgos que usted querrá saber.

1. Los hombres menores de treinta y nueve años que han sido gordos durante toda su vida parecen correr un alto riesgo de contraer enfermedades cardiovasculares y diabetes.

2. Un hombre de treinta y cinco años que pesa 90 kilos y que debería pesar tan sólo setenta y tres, aumenta en un 67% su riesgo de morir repentinamente.

3. La obesidad en los adultos está relacionada con la diabetes, las enfermedades del corazón, la presión sanguínea alta, los males de la vesícula y el cáncer del útero.

4. Los varones obesos corren un gran peligro de sufrir la muerte repentina (también el riesgo de morir prematuramente es mucho mayor para los hombres con exceso de peso que para las mujeres gruesas).

5. Las enfermedades coronarias disminuirían en un 35% si todos estuviéramos delgados.

El doctor William Kannel, director de un estudio sobre el exceso de peso, dice: «Aparte de dejar de fumar, la corrección de la obesidad es probablemente lo más importante que se pueda hacer para controlar las enfermedades cardiovasculares. Necesitamos un mayor sentido de urgencia en cuanto a la obesidad», enfatiza el Dr. Kannel. «Ahora cuando descubrimos un quiste en un pecho se hace algo inmediatamente y del mismo modo se debería actuar cuando un niño es obeso. Se trata de un problema de salud pública, y no de un asunto individual entre un médico y su paciente.»

Edward Lew, un actuario de la Sociedad Americana Contra el Cáncer, dijo que los varones de treinta y cinco años que rebasan en un 20% el nivel de peso óptimo, optan por cinco años menos de vida.

La opinión profundamente arraigada de que estar gordo quiere decir tener buena salud, es equivocada. En otros tiempos, el estar delgado era señal de hambre, y la pérdida de peso iba generalmente asociada con la enfermedad.

Cambie su manera de pensar: *Estar delgado es saludable.*

No pretendemos que usted esté flacucho y demacrado —¡eso no!— sino más bien que sea un vaso apto para el uso del Maestro. En el capítulo anterior, ha leído acerca del preguntar al Señor cuánto debería usted pesar. Si piensa que le está diciendo que su peso ha de ser 90 kilos, cuando su estatura es de un metro sesenta y dos centímetros, sería mejor que leyera un poco más la Palabra.

Y conoceréis la verdad, y la verdad os hará libres. (Juan 8.32)

Si cree que Dios le dice que coma dulces que engordan para tener energía, puede que quiera también leer más extensamente la Biblia. El Señor no mata de hambre a Sus hijos amados con comidas azucaradas que no alimentan el cuerpo. Tampoco receta comestibles grasos y que engordan los cuales en realidad le roban a usted energía. Como muy acertadamente preguntó una señora: «Si Jesús estuviera aquí hoy en día, ¿lo vería usted salir de un supermercado con doce bolsas de patatas fritas, una para cada discípulo?»

Cuando el Señor estaba predicando junto al Mar de Galilea le seguía una gran multitud. Estaban entusiasmados y asombrados por las señales y maravillas que Jesús hacía. Los enfermos eran sanados, los cojos andaban... ¡Era uno de los espectáculos más emocionantes que hubieran visto jamás!

Luego, el Señor subió a un monte y se sentó un rato con sus discípulos. La fiesta judía de la Pascua estaba cerca, y Jesús estaba preocupado porque la gente necesitaba comer—como siempre, tenía interés por las personas. Levantó la mirada y vio venir hacia ellos a la multitud. Sabía que le habían estado siguiendo bajo el calor y en el polvo, apretados el uno contra el otro en aquella gran muchedumbre y que estaban hambrientos.

—¿Felipe, de dónde compraremos pan para que coman éstos? —preguntó el Señor.

OBSERVACIÓN: Jesús no dijo, «¿De dónde compraremos dulces para que puedan adquirir energías enseguida?»

No tenían dinero suficiente para comprar pan para tan grande multitud, por lo que Andrés mencionó al Señor:

—Aquí está un muchacho que tiene cinco panes de cebada y dos pececillos.

Aquello agradó a Jesús, quien dijo:

—Haced recostar a la gente—iban a celebrar un banquete. El festín para aquella hambrienta y cansada muchedumbre fue una comida a base de proteínas. El Señor tomó los panes y dio gracias por los mismos, distribuyéndolos luego entre aquellos que estaban sentados y haciendo lo mismo con los peces. Todos comieron cuanto quisieron, y aún sobraron doce cestas llenas de pedazos de los cinco panes de cebada; Jesús multiplicó una comida nutritiva para la gente.

Si lo que quiere es energía, coma proteínas, no dulces. Recuerde que su meta es comer en obediencia a Dios mediante el poder del Espíritu Santo.

El Señor desea ayudarle a caminar en obediencia, y esta ayuda procede de su entrega a Él. Las actitudes suyas deben estar a la altura de la voluntad de Dios para usted; su compromiso con Él ha de ser completo; sus metas, las del Señor; y su atención debe estar puesta de un modo total en obedecerle a Él en Su poder. Si se entrega por completo a Dios, no puede fracasar.

Porque los que son de la carne piensan en las cosas de la carne; pero los que son del Espíritu, en las cosas del Espíritu. (Romanos 8.5)

Usted ha orado y entregado al Señor su manera de comer. Le ha dado su vida, todo su ser, a Él; se ha rendido a Dios. Los deseos de usted, sus apetitos, anhelos, sueños, ideas y pensamientos, son de Él y usted tiene pues la mente en las cosas del Espíritu.

Porque el ocuparse de la carne es muerte, pero el ocuparse del Espíritu es vida y paz. (Romanos 8.6)

Ya no se volverá más hacia la comida cuando esté frustrado, nervioso o preocupado; ni cuando se sienta rechazado o poco amado, aburrido o deprimido. Sino que irá a la Palabra de Dios para llenar su mente con su poder, su sabiduría y su fuerza y por medio de la Biblia — concentrándose en ella y meditándola— y en constante comunión con el Señor, encontrará vida y paz.

Por cuanto los designios de la carne son enemistad contra Dios; porque no se sujetan a la ley de Dios, ni tampoco pueden; y los que viven según la carne no pueden agradar a Dios. (Romanos 8.7–8)

Las muchas veces anteriores que usted ha seguido un régimen en sus propias fuerzas—o en la carne—han quedado atrás. Pídale perdón al Señor por aquellos intentos carnales de perder peso, y reciba Sus bendiciones conociendo y haciendo la voluntad de Dios para usted. Usted ya no está engañado, sabe que el Señor quiere ayudarlo a perder peso y también que lo ama y vela por su cuerpo y que se encuentra al lado de usted asistiéndolo y bendiciéndolo mientras pierde peso por amor a Él.

Mas vosotros no vivís según la carne, sino según el Espíritu, si es que el Espíritu de Dios mora en vosotros... Y si el Espíritu de aquel que levantó de los muertos a Jesús mora en vosotros, el que levantó de los muertos a Cristo Jesús vivificará también vuestros cuerpos mortales por su Espíritu que mora en vosotros. (Romanos 8.9a, 11)

Si el Espíritu de Dios pudo levantar a Jesucristo de los muertos, con toda seguridad puede ayudarle a usted a perder peso.

¡Tiene usted una central de fuerza en su interior! Cuando comience a aprovechar los recursos de la misma, se remontará con inagotables energías y fuerza de voluntad.

Usted controla la situación

Por tanto, nadie os juzgue en comida o en bebida, o en cuanto a días de fiesta, luna nueva o días de reposo, todo lo cual es sombra de lo que ha de venir; pero el cuerpo es de Cristo. (Colosenses 2:16–17)

Esto significa que usted controla sus hábitos en cuanto al comer por medio del poder del Espíritu Santo.

Tal vez, su mejor amigo o amiga le diga: «Vamos, cómete un pedazo de torta; la he hecho para ti»; pero si lo ama de veras, él o ella respetará su deseo de agradar al Señor y de perder peso, y le comprenderá cuando usted rechace dichos postres.

Ann viene de una familia italiana bastante numerosa a la que le gusta comer. Las pesadas pastas y los postres pusieron 36 kilos de más sobre el pequeño cuerpo de la chica. El volver a casa es siempre una prueba para ella, porque su madre insiste en que coma «otra ración» o «un poco más de postre», diciendo «lo he hecho por ti». Ann tiene que ser enérgica con ella, y decirle sin rodeos: «Mamá, estoy siguiendo un programa para perder peso con objeto de agradar al Señor. Quiero que esté contento con mi manera de comer, por eso digo que no a otro pedazo de lasaña y no me serviré un canelón.»

Puede que su madre se sienta herida al principio pero no le durará mucho. El darle a uno platos fuertes y que hacen engordar es la manera que alguna gente tiene de expresar su amor. Si les mostramos que el darnos comida no es amarnos, aprenderán otros modos de manifestarnos su afecto.

Quizá sus amigos le dirán cosas como, «¿Perder peso tú? ¡Estás loco! Pero si no estás gordo!» o «Ven, disfruta un poco. El hacer una excepción por esta vez no te echará a perder tu dieta.» Puede ser una verdadera tentación para usted el escucharlos y hacer lo que sugieren.

¡No tiene por qué caer en dicha tentación! Puede elevarse sobre la misma. Usted está viviendo una nueva vida de disciplina y dominio propio. La comida puede ser tentadora, pero no hay razón por la cual deba comerla.

Conteste, «No, no haré una excepción; no la comeré. Por favor, no me pidas que fracase.»

Dietas dañinas

Nadie os prive de vuestro premio, afectando humildad y culto a los ángeles. (Colosenses 2.18a)

El seguir una dieta en la carne conduce al fracaso. Cuando usted está adelgazando para el Señor y con Su ayuda y aliento, no se autodegradará, ni usted ni su cuerpo. La razón de ello es que está consciente del amor que Dios le profesa. Él tiene un profundo interés en usted y en la salud y vitalidad de su cuerpo físico. Ahora está comiendo para agraciarle y no debe profanar o estropear algo que es precioso para el Señor.

Sí, su cuerpo es precioso para Dios y éstas son algunas maneras de perjudicarlo. ¡Evítelas!

1.- Dietas de moda – Los regímenes alimenticios que exigen de usted el que coma sólo un tipo de comida—como por ejemplo una dieta de toronja o plátano, o solamente de proteína—son dañinos y peligrosos para su cuerpo.

Una mujer joven se encontraba sentada tétricamente en cierta reunión de los CV, mirando fijamente con ojos vidriosos a la directora que estaba adelante. A las demás mujeres que ocupaban los asientos cercanos al suyo, les llamó la atención por dos cosas: Primeramente, no estaba gorda en absoluto; más bien pesaba menos de lo que debía, y su aspecto era el de una persona demacrada y desnutrida. En segundo lugar, tenía una mirada distante y abstraída, como si se hallara sumida en un dulce atontamiento.

Después de la reunión, pidió hablar privadamente con la directora del grupo, a quien le dijo que había perdido recientemente 30 kilos con proteína líquida predigerida, pero estaba sufriendo deterioro del tejido cardíaco y trastornos nerviosos y lo que era peor, tenía miedo de comer. Toda su vida había sido gorda y temía volver a ganar todo su peso si empezaba a comer de nuevo.

Dios no daña nuestro cuerpo, deteriora nuestro corazón o destruye nuestra personalidad cuando bendice nuestro programa para adelgazar. Él no nos llena de miedo o ansiedad en cuanto al comer, sino que nos enseña de una manera hermosa y delicada cómo alimentarnos con propiedad para que nunca más volvamos a estar obesos.

El doctor Philip White, director del departamento de nutrición en la Asociación Médica Americana, dice que se gastan más dólares en curas inútiles para la obesidad, que para toda la investigación médica en conjunto, y las personas siguen engordando.

Luego señala: «La pérdida de peso sin un cambio en el estilo de vida hace que la persona gane peso de nuevo y es vana».

2.- *El ayuno para adelgazar* – Él quedarse sin comer nada en absoluto puede ser tan drástico como los atracones, y representa un extremo, de igual manera que el hartarse. Si usted va a ayunar, por favor, hágalo con el propósito de orar e interceder. Por el momento no deje de comer a fin de perder peso—volverá a ganar lo que pierda y sus esfuerzos habrán sido en vano.

Algunos hospitales utilizan el método del ayuno con personas morbosamente obesas, trayéndolas gradualmente a un programa de alimentación de calorías limitadas. En ese tipo de programa, habrá inicialmente una gran pérdida de peso, y más tarde se adelgazará gradualmente.

Evidentemente, usted perderá peso en un ayuno, pero puede que dicha pérdida no sea permanente. Las personas obesas pueden aguantar mejor un ayuno prolongado que las delgadas. Durante las primeras etapas del mismo— de los cuatro a los catorce primeros días—la pérdida será substancial, pero se trata principalmente de una reducción de agua, que se vuelve a ganar fácilmente.

El adelgazamiento por ayuno es mayor en la gente que en los individuos delgados. En el transcurso de las primeras fases del mismo se pierden tanto proteínas como grasa; lo cual no es algo deseable. Esa pérdida puede dar como resultado la interrupción del crecimiento del cabello, o una piel seca y escamosa. A medida que el ayuno continúa, aumenta la reducción de grasa más que la de proteínas.

El ayuno tiene algunas ventajas. Aunque los CV no ayunan para perder peso, el ayunar trae consigo ciertos beneficios, entre ellos el de procurar un buen descanso a los órganos y tejidos internos del cuerpo excesivamente trabajados, y tiempo para que éstos se recuperen. Un ayuno de más de seis días de duración expulsa materias tóxicas y venenos del sistema físico y también mejora la circulación y aumenta la resistencia y el vigor. Por último, el ayunar renueva, vivifica y purifica las células del cuerpo.

Las ventajas del ayuno son muchas, pero si ha de hacerlo, que no sea como una manera de perder peso. Un comilón victorioso aprende a comer.

Pues si habéis muerto con Cristo en cuanto a los rudimentos del mundo, ¿por qué, como si vivieseis en el mundo, os sometéis a preceptos tales como: No manejes, ni gustes, ni aun toques... Tales cosas tienen a la verdad cierta reputación de sabiduría en culto voluntario, en humildad y en duro trato del cuerpo; pero no tienen valor alguno contra los apetitos de la carne. (Colosenses 2.20, 21, 23)

3.- Drogas, píldoras, dulces, gomas de mascar, inyecciones, cirugía – Esas cosas no representan la verdadera solución. La manera de perder peso de un modo permanente conservando los resultados es cambiando los hábitos alimenticios. Algunas personas, desesperadas, escogen para adelgazar la dolorosa y arriesgada cirugía de desvío. Además de la molesta y fastidiosa recuperación, la operación sólo es efectiva por cinco años, y en algunos casos menos.

Las píldoras, los caramelos, y los remedios dietéticos—e incluso la cirugía—pasan por alto la principal razón de la gente para comer en exceso: la indulgencia con los apetitos de la carne. En primer lugar: ¿cómo llegó usted a estar gordo? Por la indulgencia carnal. ¿Por qué perdió peso y volvió a ganarlo de nuevo? Condescendencia con los apetitos de la carne. ¿Cómo es que sigue estando obeso a pesar de querer estar delgado? Falta de control sobre sus apetitos. ¿Por qué engorda usted más en lugar de adelgazar? Por la indulgencia con la carne.

Uno no se puede deshacer de la indulgencia para con los apetitos de la carne cortándola con un cuchillo, ni tampoco es posible quitársela de encima con una píldora o un caramelo antes de las comidas o tomando una bebida en polvo en vez de alimento sólido. Usted no puede liberar su vida del dominio de la carne por medio de una inyección o del uso de drogas; finalmente, ésta volverá a levantar la cabeza y usted engordará de nuevo.

Otros métodos excéntricos para perder peso, entre los que se encuentran el hipnotismo, la acupuntura y el vomitar, tampoco producirán resultados saludables duraderos. Tales cosas no tienen valor alguno contra los apetitos de la carne.

Nadie os prive de vuestro premio afectando humildad. (Colosenses 2.18a)

El Señor es su juez, y *usted* mismo quien controla sus respuestas a la dirección de Dios mediante el poder del Espíritu Santo en su interior. Si se lo permite, Él le mostrará las comidas que debe comer y cómo ha de hacerlo.

Dios le está animando y dándole fuerza y poder.

...el que comenzó en vosotros la buena obra, la perfeccionará hasta el día de Jesucristo. (Filipenses 1.6)

El Señor no permitirá que usted fracase. Pero antes ha de abandonar las dietas de moda y los programas restrictivos que ha intentado seguir en el pasado, confesando que son totalmente inadecuados contra los apetitos de la carne. Tales dietas, ardides y promesas han tenido «cierta reputación de sabiduría en culto voluntario, en humildad y en duro trato del cuerpo; pero no tienen valor alguno contra los apetitos de la carne».

Oración

Querido Jesús, me arrepiento de mi indulgencia con los apetitos de la carne. Confieso que en el pasado he intentado perder peso sin contar con Tu voluntad. Perdóname, Señor, por no tomar la fuerza y la sabiduría que concedes tan generosa y prontamente. Sé que me amas profundamente, y por esa razón no dañaré ni degradaré mi cuerpo, sino que lo bendeciré en el nombre de Jesús. Someto los apetitos de la carne en el nombre de Jesucristo, y empiezo ahora una nueva manera de comer y vivir de acuerdo con la Palabra de Dios y por el poder del Espíritu Santo. Me vuelvo de los métodos viejos e inútiles al método nuevo, brillante y hermoso. Pongo mi esperanza en Ti, Señor, y no en dietas y estratagemas.

Por este acto me niego, en el santo nombre de Jesucristo, a poner mi confianza en las dietas de moda, el ayuno, las píldoras, las drogas y la cirugía—o cualquier otra falsa promesa—y me declaro libre de esas «cosas que tienen cierta reputación de sabiduría». Ahora soy libre para perder peso según el método de Dios.

En el nombre de Jesús. Amén.

Capítulo seis

No estamos aprendiendo a seguir una dieta, sino a comer

Los días en los cuales usted seguía un régimen alimenticio pasaron a la historia. Ahora está empezando una nueva manera de comer y de vivir, y va camino de la salud y la esbeltez.

Para algunos, la palabra caloría es un término vil; ni siquiera quieren oírlo. Aborrecen la idea de las calorías y todavía más el tener que contarlas; pero en su nuevo programa para adelgazar tendrá que hacer esto último. Los CV dicen, «Nosotros usamos las calorías, ellas no nos usan a nosotros».

La directora de uno de los grupos de CV llama a las calorías «los pequeños ayudantes de Dios». Ella dice a sus nuevos miembros que «los pequeños ayudantes de Dios» son para nuestro provecho, no para desalentarnos. Algunas personas parecen tener la idea de que una caloría es un enemigo, y suelen pensar que todo lo que es delicioso está cargado de las mismas y que el contarlas sería una tarea espantosa además de descorazonadora.

Pero una vez que usted le pregunta a Dios cuánto quiere que usted pese (capítulo 4), lo siguiente que debe inquirir de Él es cuantas calorías debería ingerir cada día. Si mide un metro sesenta centímetros de estatura y piensa que el Señor le está diciendo que ingiera 3.000 calorías diarias, intente orar un poquito más sobre el asunto, y pida a sus amigos que lo hagan con usted. La razón por la que no aconsejamos a todos que sigan el mismo régimen de un cierto número fijo de calorías es: (1) porque cada cuerpo es diferente, y (2) porque en los CV no aprendemos a seguir una dieta, sino a *comer.*

Cada uno de nosotros es un individuo, sumamente único e importante para Dios. Él ama nuestro cuerpo y lo creó de la manera perfecta y expresamente de acuerdo con su diseño y sistema de medidas. Es importante para usted que escuche como le da personalmente su cuota propia de calorías hecha a medida.

Por ejemplo, en un grupo de CV que conste de veinticinco personas, puede que haya veinticinco cuotas de calorías diferentes. Quizás una mujer estará comiendo 1.000 calorías diarias, otra 800, una tercera 950, y las que estén embarazadas o dando pecho, tomarán más que aquellas que no lo estén.

Usted cuenta las calorías para saber de una manera inteligente lo que se pone en la boca; así tendrá conciencia de aquellos «bocaditos»—esas inocentes lamiditas de manteca de cacahuate del cuchillo (100 calorías), ese «mordisquito» de la barra de dulce de su hijo (50 calorías), esa otra mitad inofensiva del sandwich de atún que ha dejado el niño (150 calorías), el «sorbito» de leche malteada (50 calorías), las diez «diminutas» nueces (100 calorías)—¡ya ha consumido suficientes calorías para una comida completa sin siquiera haber empezado a comer!

De ahora en adelante usará las calorías para su provecho. Después de que el Señor le haya dicho la cantidad que puede ingerir, tendrá que planear y calcular cuidadosamente la mejor manera de «gastarlas».

Su asignación diaria de calorías serán como billetes de banco, y usted estará encargado de gastarla con sabiduría. Por ejemplo, si el Señor le dice que puede tomar 800 calorías por día, usted no debe gastar 400 de esas preciosas unidades en un pedazo de pastel; ¡podría darse un delicioso banquete cargado de vitaminas[3] por esa misma cantidad, si lo planea con inteligencia!

¿Qué es una caloría?

La energía disponible en los alimentos se expresa en calorías. Estas nos proveen el vigor necesario para respirar, digerir la comida y mantener el calor de nuestro cuerpo para que el mismo pueda cumplir con sus funciones que comprenden el metabolismo basal o procesos básicos de la vida. La edad reduce dicho metabolismo basal, por eso las personas mayores necesitan menos calorías. Usted precisa de ellas para mantener su cuerpo funcionando, y con objeto de que le suministren la energía necesaria para la actividad muscular que realiza cada día.

---

[3] Un festín de 400 calorías: un buen pedazo de pollo cocido sin piel (100 calorías); una enorme ensalada vegetal con aceite y vinagre, y queso parmesano (125 calorías); un panecillo de salvado recién cocido (100 calorías), un vaso de 175 ml. de jugo de naranja (75 calorías).

El exceso de calorías es el mismo, provenga de donde provenga.

La energía, ya sea procedente de un pedazo de pastel o de un bistec, es igual ya que *si el cuerpo no la utiliza se almacena en forma de grasa.*[4]

A menudo, la gente obesa no toma tiempo para aprender acerca de la alimentación; probablemente la razón puede ser que no quieren saber que las comidas que ansían son malas para su cuerpo.

Una mujer, que estaba tan gorda que apenas se podía sentar en la silla, fue a una merienda y comió los platos del menú que más engordaban, diciéndose a sí misma y a los demás: «Esto no le hace a uno aumentar peso. Después de todo, cada cosa de las que está hecho es sana: carne, huevos, leche, mantequilla; ¡es bueno para mi salud!»

No podía estar más equivocada. Las substancias nutritivas, una vez cocidos los alimentos, eran mínimas, pero las calorías alcanzaban unas cantidades enormes. La comida que ingirió contenía la impresionante cantidad de 2.000 calorías y muy pocos nutrientes.

Algunos especialistas en nutrición sugieren que si quiere adelgazar, reduzca en un tercio las calorías que ingiere. Eso está bien si su médico está de acuerdo, pero usted querrá sacar partido de las calorías que come. *Toda persona*

---

[4] Sin embargo, la composición nutritiva de un pastel y de un filete de carne no es igual. El pastel tiene muy pocos—si es que tiene alguno—nutrientes disponibles, mientras que la carne contiene proteínas, hidratos de carbono y grasa. No considere que un pedazo de pastel es igual de beneficioso para su cuerpo que un filete por el mero hecho de que puede que tengan la misma cantidad de calorías.

que esté siguiendo un pro grama para adelgazar debería tomar proteínas. Estas sacian su apetito en el hipotálamo de su cerebro, deteniendo esos apremios y ansias por comidas dulces y nocivas. Asegúrese bien de que gasta la mayor porción de sus calorías en comidas con proteínas. Tome proteína completa en cada comida y perderá peso más de prisa, tendrá más energía y mejor tono muscular que si se mata de hambre con sólo ensaladas.

Su Tiempo Devocional Diario

Cada mañana pase un rato leyendo las Escrituras y en comunión con el Señor; esto es importante. Un buen lugar donde empezar su lectura es el libro de Colosenses; partiendo del mismo puede leer los demás libros del Nuevo Testamento, combinándolos con los Salmos y los Proverbios. Algunos son adictos a las drogas, usted lo es al Señor, y ha de ir a Él en busca de su provisión de fuerzas y de instrucciones para el día; esto es de vital importancia.

Cosas que necesitará:

1.   Un cuaderno pequeño

2.   Bolígrafo o lápiz

3.   La Biblia

4.   Una tabla de calorías

Todas las mañanas, después de un «Tiempo Devocional Diario» leyendo las Escrituras y orando, pregúntele al Señor lo que puede comer ese día de acuerdo con la asignación de calorías que Él le haya dado; luego, escríbalo en su cuaderno. He aquí un ejemplo:

Fecha_____	
Desayuno	**Calorías**
Almuerzo	**Calorías**
Cena	**Calorías**
	Total_____

Coma solamente lo que haya apuntado para el día y no más; si lo sobrepasa, asegúrese de anotarlo, así como el total de calorías que implica. Con esto no se pretende esclavizarlo, sino darle a conocer la alegría de *enseñorearse* de lo que entra en su boca.

Cuando se dé cuenta de que esas seis nueces que sigue mordisqueando antes de la cena le cuestan 100 calorías, querrá empezar a controlar sus impulsos de tomar bocaditos.

El cuaderno que usted tiene se convertirá en su diario. Los miembros de los CV guardan como un tesoro dichas memorias, y algunos de ellos dicen que las conservaran toda la vida. Se quedará asombrado de lo que uno aprende acerca de sí mismo por medio de esas anotaciones personales.

Propósito del diario. Escriba en el mismo—en una pagina separada de la hoja de calorías—el versículo de la Escritura que lea ese día, y lo que significa para usted. Empiece cada anotación con una cita de la Biblia, y luego aplíquela dándole un carácter personal.

La anotación de una mujer en su diario en cierta ocasión decía:

1 Samuel 15.22: ¿Se complace Jehová tanto en los holocaustos y víctimas, como en que se obedezca a las palabras de Jehová? Ciertamente el obedecer es mejor que los sacrificios, y el prestar atención que la grosura de los carneros.

He oído esta escritura un millón de veces, pero de algún modo para mí ahora significa más que nunca antes. Sencillamente, jamás he comprendido el mensaje que tenía hasta hoy. Esta semana he perdido un kilo, y estoy emocionada con la disciplina que el Señor me está enseñando. ¡Cuántas veces he sacrificado a Dios cosas que no debía, y con un propósito equivocado!

¡Qué feliz me siento de estarle obedeciendo! Apunto mis calorías cada día, y creo que en verdad estoy más contenta de ser obediente que por la perdida de peso en sí. ¡Es maravilloso! Durante dos días seguidos me he sometido y me siento mas dichosa de lo que he sido en varios meses.

Estoy aprendiendo realmente que para mí es más importante el obedecer al Señor que el peso que estoy perdiendo. Me gusta saber que obedezco a Dios, así como sentirme en paz conmigo misma, lo cual sucede cuando soy obediente.

Hay algunas personas (¡usted no, desde luego!) que protestan contra la idea de llevar un diario. He aquí varias de las excusas que puede que usen:

- Otro puede leerlo y descubrir mis secretos.

- No tengo tiempo.

- Es demasiada molestia.

- No tengo la privacidad necesaria para hacerlo.

Por favor, no permita que estos u otros pretextos le roben los enormes beneficios que produce el escribir un diario. Los CV llevan consigo los suyos durante todo el día: las mujeres dentro de sus bolsos junto con una Biblia pequeña, y los hombres en el bolsillo de la chaqueta, en el maletín o con su almuerzo.

Cierta señora dijo en una ocasión: «Creo que no me conocía realmente a mí misma hasta que comencé a leer las anotaciones que hacía en mi diario. Puedo decirles que ha sido una verdadera revelación. ¡Estoy descubriendo mi propia persona!»

A menudo, la gente obesa aborrece cualquier tipo de disciplina, ya que no quiere renunciar a nada ni perder ninguna cosa. Muchas veces tampoco pueden soportar el ser rechazados, y comen para compensar las necesidades y los fracasos que hay en su vida. Ahora usted está emprendiendo una guerra contra el comer en exceso y la obesidad, y contra sus propias razones para hacerlo. Cuando empiece a desarrollar disciplina y control en su vida, ya no será una persona obesa; usted está luchando para que su yo real emerja—el cual no teme a la disciplina.

Esto es lo que usted tiene que hacer:

1. Asegúrese de no pasar por alto su «Tiempo Devocional Diario» leyendo la Palabra y orando temprano por la mañana.

2. Anote en una página separada de su cuaderno las calorías y los alimentos que comerá ese día.

3. Registre en su diario el versículo de la Escritura para ese día, y el significado que este tiene para usted. Anote también sus pensamientos, sentimientos y estados de ánimo.

Ya que su compromiso con el Señor en cuanto a perder peso es real y completo, tendrá éxito.

Resumen

Lleve un diario. Intente no saltarse ni un solo día. ¡Esta disciplina es provechosa para usted! Considere un honor el poder hacerlo para el Señor.

Guarde un registro diario de las calorías que ingiere en cada comida, para estar seguro de que permanece dentro de los límites que Dios le ha puesto.

El orar y el leer la Palabra a diario es tan vital para usted como el respirar. Usted depende del Señor y de Su Palabra para estar lleno y tener las fuerzas necesarias para cada día.

Usted esta consiguiendo el dominio sobre la comida y esta no lo controlará por más tiempo.

Pero gracias a Dios, que aunque erais esclavos del pecado, habéis obedecido de corazón a aquella forma de doctrina a la cual fuisteis entregados. (Romanos 6.17)

Ahora es usted libre: libre para aprender la disciplina y conocer el gozo que ésta le proporcionará.

Oración

Gracias, Señor, por enseñarme a ser disciplinado. Gracias por las calorías. Oh Dios, estoy especialmente agradecido porque ya no soy un esclavo de las mismas como antes, sino libre para utilizarlas en mi propio beneficio. Escojo el recibir de Ti las fuerzas que necesito para ser fiel a mi compromiso contigo en cuanto a perder peso, así como la ayuda y el mismo que preciso para cumplir con el deber de apuntar la comida que tomo y su contenido de calorías.

Te doy gracias, Señor, porque en Ti tengo la victoria.

- *Leeré la Palabra en el poder del Espíritu Santo.*

- *Anotaré las calorías en el poder del Espíritu Santo.*

- *Oraré en el poder del Espíritu Santo.*

- *Reeducaré mis hábitos en cuanto a comer en el poder del Espíritu Santo.*

¡Tengo la victoria porque TÚ eres el Vencedor!

En el nombre de Jesús. Amén.

Después de haber hecho esta oración, repítala una segunda vez.

Capítulo siete

¡Gloria a Dios! y pásame el apio

Usted puede quemar grasa sin necesidad de agotarse o medio morirse de hambre, comiendo alimentos que la combaten. Muchas verduras, por ejemplo, tienen tan pocas calorías que el proceso metabólico para digerirlas consume más de las que contiene la hortaliza en sí. Pensemos en el apio. Se necesitan aproximadamente 25 calorías de energía para digerir una taza del mismo cocido o dos tallos de dicha verdura cruda. Ya que esta sólo contiene diez calorías, comiendo dos tallos de apio habrá quemado quince calorías.

Hay muchas frutas y verduras que combaten la grasa. Algunas de las mismas son: las manzanas, las judías verdes, las remolachas, los arándanos, el brócoli, las coles de Bruselas, el repollo, algunas variedades de melón, las zanahorias, la coliflor, las cerezas, los pepinos, las berenjenas, las toronjas, las uvas, los limones, la lechuga, las setas, las nectarinas, las cebollas, las naranjas, las granadas, las frambuesas, los rábanos, las espinacas, las mandarinas, las fresas, los tomates y la sandia.

Su cuerpo gastará más calorías digiriendo fruta fresca,

como por ejemplo naranjas, que si solamente bebe el jugo.

Dichos alimentos ayudan en efecto a quemar la grasa del cuerpo, y son ricos en vitaminas y minerales, los cuales forman las enzimas que combaten la grasa.

También las proteínas son substancias que combaten la grasa. Estas aumentan su metabolismo de manera que usted consume de 130 a 140 calorías por cada 113 procedentes de los albuminoides que come.

Un error que la gente que quiere perder peso suele cometer es eliminar las proteínas de su dieta. Un «dietero» toma comidas con pocas calorías, pero puede tener la tendencia a ignorar la importancia de los albuminoides, los cuales queman grasa y proporcionan energía.

A continuación está una dieta indebida porque hay una clara falta de proteínas. Su cuerpo necesita de éstas en cada comida, para mantener alto el nivel del azúcar de la sangre y prevenir el hambre y el comer en exceso; para reparar los tejidos y ayudar a que se curen las heridas; y también para la piel, el pelo, las uñas, sus químicos vitales, la sangre y todos los órganos y tejidos suaves.

	Incorrecto	Correcto
Desayuno:	No coma o Jugo y café	Huevos/queso/ pescado o carne magra Pan o cereal (integral) Fruta fresca
Almuerzo:	Ensalada Café	
Cena:	Sopa Ensalada	

Si en cada comida usted ingiere la cantidad de proteínas que su organismo requiere, entonces no lo privará de la energía y vitalidad que necesita.

Las proteínas completas se encuentran en alimentos como: la carne de res, el pescado, el pollo, los huevos, los quesos desgrasados, la leche descremada y el yogur. Los alimentos que tienen proteínas adicionales son: los frijoles, las lentejas, las nueces, los cereales y el pan integral, la gelatina (sin azúcar).

Unos 80 gramos de pollo asado tienen 20 gramos de proteínas, al igual que una taza de guisantes secos, pero el pollo sólo tiene 115 calorías y los guisantes 290.

Usted revisará diariamente el total de calorías que ingiere y el tamaño de las porciones que come. Se llaman «proteínas inteligentes» a aquellas que son mas bajas en calorías. Una señora descuidó revisar su ingestión y cuenta de calorías en el pollo; ella creyó que ya lo sabía. Tristemente, por error, la señora creía que medio pollo tenía sólo 100 calorías. Ella se comió dos pollos diarios y no podía entender por que no perdía peso. Ella creyó que estaba ingiriendo 400 calorías en proteínas, pero realmente: ¡Ella estaba ingiriendo 1.200 calorías! Combinadas con el resto de calorías de las comidas del día, la señora estaba ingiriendo más de lo que necesitaba para mantener el peso que se había propuesto.

Tus ojos miren lo recto, y diríjanse tus párpados hacia lo que tienes delante. (Proverbios 4.25)

Un miembro de los CV expresa: «A veces me siento

como si estuviera combatiendo un vicio semejante al alcoholismo, al tabaco o a las drogas. Mi única arma es la Palabra de Dios; escojo afirmarme en la misma. El Señor dice en la Biblia que no me desamparará ni me dejará.»

Delante de usted está su objetivo; se ha propuesto en su mente tener éxito y lo logrará. Sea meticuloso al contar sus calorías y al planear cómo gastar del mejor modo posible sus billetes de energía.

Haciendo la compra

Antes de ir a comprar comida, ármese con la Palabra de Dios; utilice este versículo contra la indulgencia con los apetitos de la carne:

Sino vestíos del Señor Jesucristo, y no proveáis para los deseos de la carne. (Romanos 13.14)

Escriba estas palabras en la parte de arriba y en los márgenes de su lista de compra con letras bien marcadas: *no proveáis para los deseos de la carne.* Llévela en la mano y repita una y otra vez para sí mismo: «No proveáis para los deseos de la carne ... no proveáis para los deseos de la carne ... no proveáis para los deseos de la carne...».

Así absorbe el poder que se encuentra en ese versículo y hará su compra de alimentos en el Espíritu en lugar de hacerlo en la carne.

Cuando usted esté armado con la Palabra de Dios, la lleve consigo, se la repita a sí mismo y la mantenga asida con su mano derecha, le será difícil estirar la izquierda para tomar esa bolsa de dulces.

Asegúrese de hacer su compra *después* de haber comido; no vaya a la tienda cuando esté hambriento y recuerde que cualquier muestra de queso o de otro artículo alimenticio le cuesta calorías. ¿Acaso quiere gastar sus calorías en muestras gratuitas que le den en la tienda?

Tenga en la mano su lista de compra, en la que hay alimentos cargados de proteínas, vitaminas y minerales. Mantenga sus ojos fijos en un objetivo preciso, y dirija su mirada directamente hacia delante. No debe detenerse y curiosear en la sección de panadería. *¡Es demasiado cara!* No ha de gastar sus preciosas calorías en artículos de repostería; de hecho le sugerimos que de un rodeo evitando todas aquellas secciones que puedan suponerle una tentación demasiado grande.

Sea bueno consigo mismo. Haga rodar su carro de la compra por los pasillos de alimentos que Dios ha colocado allí expresamente para usted: La sección de productos agrícolas colmada de hermosas verduras y frutas frescas; la de productos lácteos, con esas máquinas frigoríficas repletas de maravillosas bendiciones proteínicas, tales como el yogur (natural, por supuesto), y los quesos frescos poco grasos. Luego, llene el resto de su carro con carne de ave, pescado, huevos, carne, copos de cereales y pan integral, y tendrá una provisión acertada de comestibles energéticos que llevar a casa.

«¡Pero si compro esos alimentos mi familia no querrá comer!» puede objetar usted. Quizás a los suyos les gustan esas golosinas con muchas calorías y poco valor nutritivo.

Lo mismo pasaba antes con usted, y por eso esta obeso ahora; ha estado comiendo la comida que no debía y alimentando a su familia del mismo modo.

He aquí lo que escribe Barbara en una hoja de respuesta de los CV:

«En los últimas cuatro meses he perdido 16 kilos, y sólo me faltan cuatro más para alcanzar mi objetivo. Mi manera de comer ha cambiado drásticamente, y he dejado de ser una adicta a las golosinas para convertirme en una persona responsable y consciente en cuanto a la alimentación. A pesar de ello, hasta hace algún tiempo, aún seguía comprando esos comestibles sin valor nutritivo para mi familia. ¡Las comidas que sencillamente no tocaría yo misma, se las daba a ellos! por lo que me sentía verdaderamente culpable. Tenía la impresión de estarlos envenenando. Tomaban alimentos indigestos, comidas fuertes, dulces; bebían gaseosas, comían patatas fritas grasientas y otras cosas por el estilo. Tuve que arrepentirme delante del Señor por alimentar a los míos con lo que yo no podía comer. Era como si recibiera una especie de placer subconsciente que procedía de verlos a ellos ingerir aquellas cosas que a mí no me estaban permitidas. Ahora, también ellos están aprendiendo a apreciar las comidas saludables.»

A la oficina de los CV llegan muchas cartas de mujeres que han descubierto que son la causa principal de la mala alimentación de su familia.

Si usted tiene una familia adicta a las golosinas, en primer lugar recuerde quien les ha comprado la mayor parte de esos comestibles; luego, arrepiéntase y pídale al Señor que le perdone y le dé la habilidad para apartarlos de las golosinas poco a poco, e introducirlos a una dieta mas saludable.

Comience haciendo deliciosas ensaladas de fruta, carnes asadas (omita las salsas muy condimentadas y sustitúyalas por jugos naturales) y verduras frescas cocidas al vapor. Intente preparar bebidas sanas de jugo de fruta con su licuadora.

Como aperitivos, trate de introducir nueces crudas y granos, queso y galletas saladas, yogur y fruta fresca, y en vez de darles cereales cargados de azúcar por la mañana, procure que coman un desayuno con alto contenido de proteínas, como huevos, queso, pescado, pan integral o tostadas del mismo, o cereal integral con miel.

Es el momento de hacer el inventario de su alacena

En su nuevo programa para perder peso, tendrá que preguntar al Señor tres cosas:

1. Cuánto desea Él que pese usted.

2. Cuál es su límite de calorías para mantener una perdida de peso consistente.

3. ¿Hay comestibles en su cocina que no debieran estar allí? Esto último requiere alguna disciplina especial de su parte.

La mayoría de las personas obesas tienen gran cantidad de comida almacenada en su casa, así que dicha tarea le llevará un poco de tiempo y esfuerzo.

Tendrá que hacer el inventario de su alacena, sacando cada lata, caja y paquete, y leyendo las etiquetas. Él propósito de dicho inventario es que usted sepa lo que esta dando a su cuerpo y a sus seres queridos. La experiencia ha probado que la gente obesa no lee las etiquetas, ni tampoco esta informada de lo que contienen las comidas que se lleva a la boca. Para el gordo, lo importante es el sabor.

Pero usted se está despojando de las viejas costumbres «de gordo», y convirtiéndose en una persona más sana, delgada e inteligente.

La Biblia nos dice, «...*sed, pues, prudentes como serpientes...*» *(Mateo 10.16 RVR)*

Prudente significa capaz de razonar y pensar. Cuando usted toma un paquete de cereal y ve que la primera cosa que figura en la lista de ingredientes es el *azúcar*, y que hay además una relación de preservativos y aditivos químicos, y una cantidad enorme de calorías en cada porción, deténgase y vuelva a considerar si es prudente el comer aquello.

Diana O. fue uno de los primeros miembros de los CV que hizo el inventario de sus alimentos. Ella dividió toda la comida que había en su alacena, esparciéndola sobre los mostradores de la cocina, y poniendo a un lado aquella que podía comer, y al otro la que no; luego, en otro lugar amontonó todos los comestibles que no quería que nadie comiera.

Lo mismo hizo con las cosas que tenía en el refrigerador y en la despensa, utilizando su cuaderno de registro diario de las calorías para escribir listas de productos que eran nutritivos y al mismo tiempo contenían pocas calorías. Ya que los miembros de su familia no estaban siguiendo un programa para adelgazar, podían comer ciertos alimentos que a ella no le estaban permitidos; pero no quiso que comieran todas aquellas golosinas que habían llenado su alacena durante tanto tiempo. Se necesitaría una reeducación gradual y amorosa de su parte para apartar a los suyos de los postres empalagosos y de las comidas instantáneas cargadas de preservativos y aditivos químicos.

«Para mí fue una verdadera conmoción el descubrir lo que en realidad contenían aquellas cajas y latas, y me di cuenta de que la propaganda y la publicidad me habían influenciado más que la verdad. Si un anuncio en la televisión decía que una comida era sana y nutritiva, iba a comprarla. Si la publicidad en una revista tenía una foto de alguien bronceado por el sol, con aspecto saludable delgado y sonriendo cerca de un artículo alimenticio que realmente era una golosina, lo compraba porque el anuncio hacía que pareciera sano. No me daba cuenta de lo que estaba haciendo.»

Diana era como miles de otros estadounidenses que hacen caso del actor disfrazado con una bata de médico que aparece en la televisión diciendo que un cierto producto es bueno para uno, y compraba el artículo sin leer la etiqueta para conocer la verdadera realidad.

Una madre dijo en cierta ocasión, «El azúcar produce hábito; esto lo sé. He leído acerca de los azúcares refinados y entiendo que el comerlos es lo mismo que ponerse veneno en el cuerpo. Le hace a uno adicto, y es causa de que el apetito grite: ¡Más! ¡Más! ¡Más! Mis hijos se ponen hiperactivos o torpes y lerdos. A mí me hace retener líquido y engordar, y estropea mis dientes. Yo me pregunto: ¿Puedo incluirlo como una parte de mi programa alimenticio normal? ¿Puedo dar a mi familia de una manera sincera y honesta alimentos cargados de azúcar? Quiero ser victoriosa y prudente. La responsabilidad es mía.»

Puede que usted no piense que come mucha azúcar, pero cuando haga el inventario de su alacena y refrigerador se quedará sorprendido de lo que descubrirá. Hay azúcar en la salsa de tomate «catsup», en los pepinillos en vinagre, en la mayonesa, en las sopas, en el postre de gelatina, en las frutas en conserva, en la mayor parte de los cereales y en todos los aderezos para la ensalada. A menudo, el azúcar aparece en la etiqueta con el nombre de «carbohidratos» y esto puede confundirlo a uno, si es un comprador confiado. También usted puede ver en las etiquetas estas otras palabras—que quieren decir *azúcar*:

Dextrosa: un azúcar químico obtenido sintéticamente del almidón. También llamado azúcar de maíz.

Fructosa: azúcar de fruta.

Maltosa: azúcar de malta.

Lactosa: azúcar de leche.

Sacarosa: azúcar refinada, que produce hábito.

Glucosa: un azúcar que se encuentra en las frutas y verduras. Es el azúcar de la sangre—un elemento esencial en la corriente sanguínea del hombre. No la confunda con la sacarosa (o sucrosa) de las bebidas gaseosas o las barras de dulce. No son lo mismo. La glucosa es importante para la salud.

Puede que los anuncios le digan que ese azúcar es «100% natural»; pero también lo es el veneno de la serpiente cascabel. Lea las etiquetas y sabrá lo que compra.

No haga planes para fracasar

Después de hacer un inventario de la alacena de su cocina, Sue comprendió que tenía la costumbre de guardar algunos artículos que engordan para caer en futuras tentaciones. Así, en caso de que llegara el día cuando no quisiera permanecer en su programa para adelgazar, tendría algo en la alacena con lo que caer—algo que hiciera engordar y estuviera cargado de calorías.

¡No plane su fracaso, sino su éxito! Si proyecta el triunfo, *triunfará.*

Llene su alacena y el refrigerador de alimentos que pueda comer. Si los suyos comen cosas que a usted no le convienen, guárdelas donde no pueda verlas. No ponga las galletas dentro de botes transparentes si estas le tientan; ni platos de dulces encima de las mesas si le dan ganas de comérselos. No guarde el pastel donde pueda verlo (especialmente si ya está cortado). Usted puede ser tentado a «partir un pedazo finito», y luego descubrir con tristeza que ha cortado e ingerido la mitad del mismo. Además de ello, desaloje la mesa cuando haya terminado de comer, para no acabar las sobras.

Marge aumentó dos kilos en una semana aunque seguía rigurosamente su dieta, dándose cuenta de que la razón de ello debía ser los bocaditos de las sobras de la mesa: el borde tostado del rosbif, la capa de azúcar del pastel del niño, un poquito de mantequilla de maní (cacahuate) que quedaba en el cuchillo, las migas del molde del pastél, el residuo de la salsa en la cazuela, el resto de los macarrones—«sólo una pequeñísima muestra'».

Esa «pequeñísima muestra» puede tener un efecto devastador. Una cucharada sopera de mermelada de uvas contiene 50 calorías; media taza de ensalada rusa 175; una galleta grande de harina de avena, 100. Lo que usted come entre comidas a lo largo del día, puede añadir hasta las calorías equivalentes a dos comidas.

Usted se ha comprometido a perder peso y a mantener su cuerpo sometido al Espíritu Santo, y no debe hacer provisión para los deseos de la carne—ya no es una persona sin control sobre las comidas que han de entrar o no en su cuerpo.

Mediante el inventario de su alacena descubrirá algunas cosas interesantes acerca de usted mismo, al mismo tiempo que aprende más en cuanto a las comidas que compra. Puede que se de cuenta—como una mujer compartía en su grupo—que ha estado comprando caramelos y dulces «para sus hijos», pero que en realidad los escondía en la parte de atrás de la alacena para comérselos usted mismo. Esos comestibles con gran cantidad de calorías que piensa que compra para su familia, hijos o amigos, quizás nunca consiguen pasar de usted.

A lo mejor es usted como la mujer que compra un paquete de pasteles (desde luego «para la familia») y que en el coche, de camino a casa, se come uno, y luego otro, y como se siente culpable de llegar a su hogar con dos menos, se termina todo el paquete.

O quizás haya tenido la misma experiencia que el hombre que compró helado «para la familia» y se lo comió todo el solo a cucharadas.

Compruebe sus motivos para comprar comestibles, *y no provea para los deseos de la carne*. Si el tener un helado en el congelador es para usted una piedra de tropiezo, no lo compre.

Tus ojos miren lo recto, y diríjanse tus párpados hacia lo que tienes delante. (Proverbios 4.25)

Recuerde que su objetivo es ser delgado para la gloria de Dios. Una vez que haya eliminado de su alacena los comestibles sin valor nutritivo, y aquellos que contienen un alto grado de calorías, y provisto sus estantes de gran cantidad de alimentos saludables, y su refrigerador de verduras y frutas frescas—ademas de comidas nutritivas que contengan pocas calorías—puede descansar y tomar tiempo para sentirse muy bien. Ahora reconoce que es verdaderamente serio en cuanto a su compromiso. El fruto que desea es realmente agradar al Señor; su anhelo es en verdad ser delgado y glorificar a Dios en su cuerpo. No se trata de mera palabrería—usted está actuando de acuerdo con su compromiso. ¡Usted es libre para ser delgado!

La persona gruesa promedio comienza una dieta y media anual, y realiza quince esfuerzos serios para perder peso entre los veintiuno y los cincuenta años. Casi siempre dichos esfuerzos fracasan, y al año siguiente vuelven a empezar otro régimen alimenticio. La razón por la cual no tienen éxito es: (1) porque usan drogas para adelgazar y (2) siguen las dietas de moda.

Cada año se venden millones de libros sobre cómo perder peso, y la venta de píldoras que no necesitan receta, de bebidas en polvo, gomas de mascar, trajes de goma para sudar, aparatos para ejercicios y demás artículos que prometen hacerle a uno más delgado, supone un negocio de mil millones de dólares. Usted puede alegrarse de que está haciendo algo más que leer un libro o comprar un montón de productos dietéticos. Usted actúa sobre la base de un compromiso con el Señor.

Ya ha hecho el inventario de su alacena, y está cambiando sus hábitos alimenticios. ¡Es usted extraordinario!

Estad, pues, firmes en la libertad con que Cristo nos hizo libres, y no estéis otra vez sujetos al yugo de esclavitud. (Gálatas 5.1)

Usted no está atado por la comida cuando controla lo que come. Las ataduras son esclavitud, y un esclavo ha de hacer todo lo que le dice su amo. Las galletas que están en un recipiente cerrado pueden golpear la tapadera y gritar su nombre si lo desean, porque usted está escuchando la voz fortalecedora y guiadora del Señor. La pastelería y la tienda de helados quizás parezcan tan atractivas que casi pueda oírlas dar voces diciendo: «¡Vamos, ven a comer!» pero usted ya no es su esclavo. ¡Es libre! Puede decir NO. Y en casa, no tiene nada en la alacena que pueda mantenerle cautivo; no andará rondando por ahí levantado a las tres de la mañana para comer alguna cosa que engorde. Es libre de esas ataduras—libre para ser saludable, delgado y hermoso para la gloria de Dios.

Oración

Amado Señor, gracias porque soy libre para controlar lo que como. Hazme ver, oh Dios, las ideas equivocadas que me han tenido esclavizado y han hecho de mí una persona obesa. Muéstrame, Señor, los engaños que me han llevado a comer en exceso y a dañar mi cuerpo. Escojo ser libre en Ti; libre de las ataduras de la comida que me han hecho engordar.

En el nombre de Jesús, me arrepiento de la manera de comer engañosa que he tenido en el pasado, y de la mala costumbre de comprar comida nociva y decirme a mí mismo que era para otros. Me arrepiento de haber comido tales cosas.

Gracias, Señor, por las fuerzas y la dirección que me das constantemente. Gracias por el gran amor que me tienes.

En el nombre de Jesús. Amén.

Capítulo ocho

Una palabra que añadir a su vocabulario: OBEDIENCIA

A Daniel, un hombre de Dios del Antiguo Testamento no le faltaron problemas. Desde el principio tuvo que hacer algunas decisiones importantes en cuanto a su estilo de vida y manera de comer. Sabía cómo el Señor había enseñado a alimentarse a Su pueblo y el joven observaba fielmente las tradiciones judías. Pero en el primer capítulo de su libro, se nos dice que cuando Jerusalén fue asediada por los caldeos, Daniel estuvo entre los muchachos llevados cautivos para servir en la corte del rey extranjero Nabucodonosor.

Aquel rey quería jóvenes israelitas que fueran:

1. Bien parecidos.

2. Inteligentes en todas las ramas del saber.

3. Dotados de entendimiento y sabiduría para discernir.

4. Idóneos para servir en la corte.

Cuando aquellos muchachos fueran llevados a la corte del rey, habrían de ser instruidos en la literatura y el idioma de los caldeos durante tres años, y tendrían que comer la comida que Nabucodonosor escogiera y el vino que el bebiera. Luego, al finalizar aquel período, los «elegidos» habrían de entrar en el servicio personal del rey.

¿Se ha considerado usted alguna vez como alguien que se está preparando para el servicio personal del *Rey de reyes*? ¿Ha pensado en sí mismo como en un «elegido» para servir a Dios?

En el Nuevo Testamento, el apóstol Pedro escribe a «los elegidos» que son extranjeros en países ajenos. Esos exiliados son *«elegidos según la presciencia de Dios Padre en santificación del Espíritu".* (1 Pedro 1.2)

Los creyentes son extranjeros sin necesidad de ir a ninguna tierra extraña. Somos expatriados, porque nuestra verdadera casa esta en el cielo. Estamos en nuestra morada terrenal hasta el día en que nos encontremos en el umbral de nuestra patria real: los cielos.

Estudiando este versículo, una mujer dijo a su grupo, «¡Soy una extranjera en mi propio cuerpo! ¡No pertenezco a este físico! ¡Mi yo real debería vivir en un cuerpo delgado!»

El cuerpo es la evidencia visible del fruto de la templanza.

Elegidos según la presciencia de Dios Padre en santificación del Espíritu, para obedecer y ser rociados con la sangre de Jesucristo. (1 Pedro 1.2a)

En este pasaje de la Escritura hay una palabra que no les gusta a los comilones: *obediencia*.

Gracia y paz os sean multiplicadas. (1 Pedro 1.2b)

Puede que usted se pregunte por qué esta frase viene después de la palabra «obedecer» según 1 Pedro 1.2a. ¡Cuando uno obedece, recibe gracia y paz *multiplicadas*! Este es un pensamiento deslumbrante.

Ese era el lugar donde se encontraba Daniel. Vio todos aquellos manjares y vinos deliciosos y selectos, y dijo sencillamente: «No». (¡Qué fácil es formar la palabra *no* con nuestros labios, y cuán difícil decirla cuando hay cerca comida suculenta y que engorda!) Daniel y sus tres amigos fueron los únicos que rechazaron la comida y el vino del rey, y el primero decidió no contaminarse con la comida selecta del rey o con el vino que el bebía. (Daniel 1.8) Ha pensado usted alguna vez que el comer en exceso era contaminarse?

Contaminar significa manchar o ensuciar; quiere decir deslustrar algo; hacerlo impuro o corrupto. Otras definiciones son convertirlo en inmundo o impropio para un uso ceremonial; profanar, mancillar la pureza.

Piense en la última vez que se atracó de alguna comida pesada o que engorda. Al tomarla, lo que en realidad estaba haciendo era convirtiendo su cuerpo en inmundo, haciéndolo impuro, inútil y profanándolo. ¿Alarmante, verdad?

Por lo general, cuando comemos excesivamente no

pensamos en nuestro cuerpo; estamos mas interesados en satisfacer nuestra necesidad emocional (más acerca de las causas del comer en exceso en el capítulo 17).

Piensa usted, cuando se sienta a comer, lo que necesitan su corazón, sus pulmones, su tensión arterial, o sus tejidos o músculos? Probablemente no. Se preocupa del hambre que tiene, del buen aspecto de los alimentos, de lo bien que esos huelen; no podría pensar menos en sus órganos vitales y su metabolismo.

Los fumadores tienen la misma falta de interés por la necesidad de su cuerpo. Un hombre enfermo de 42 años se encuentra en el hospital con cáncer en la garganta —algo doloroso y que consume—y a pesar de que su cuerpo clama por la liberación del humo de los cigarrillos, sigue fumando tres paquetes diarios. Su doctor se pone frenético, y argumenta, «¡Si no deja el tabaco morirá!»

«Si he de perder la vida, que así sea; pero moriré fumando» —replica el hombre mirándole fijamente a los ojos.

Porque los que son de la carne piensan en las cosas de la carne; pero los que son del Espíritu, en las cosas del Espíritu. (Romanos 8.5)

Dominando la carne

Su carne, o mente mundana egoísta, es algo que usted puede dominar. Si no está bajo control, ésta es disoluta, turbulenta; se desmanda, se levanta contra cualquier obstáculo que se ponga en su camino; es egoísta, irreflexiva e impulsada por pasiones necias y sin sentido.

La carne no puede hacer nada bueno a menos que esté bajo la influencia dominante y el poder del Espíritu Santo.

Si es su mente carnal la que manda, contaminará su cuerpo en cuanto surja la oportunidad. Si se halla en una fiesta y hay platos fuertes en la mesa, usted los engullirá sin pensarlo siquiera, y puede incluso que continúe comiendo cuando llegue a casa. Luego, quizá se encuentre atracándose de comida.

Su carne es mezquina, degradada; no sabe ni siquiera hacer una sola decisión sabia; siempre activa contra la voluntad de Dios. La única ocasión en la cual la carne es hermosa, es cuando está escuchando y obedeciendo la Palabra de Dios: *«Porque el ocuparse de la carne es muerte, pero el ocuparse del Espíritu es vida y paz.»* (Romanos 8.6)

Cierta mujer compartía cómo había leído sin parar un libro acerca de las dietas y cuando terminó el último capítulo se comió seis barras de chocolate y un litro de gaseosa dietética.

Puede que usted piense, «Bueno, por lo menos no había calorías en la bebida» pero los insalubres químicos y aditivos compensaron aquellas.

Si nuestro cuerpo tuviera voz, la primera cosa que puede que nos dijera, sería, «¡Deja de darme esa basura!» De hecho nos lo dice, no con palabras, sino con la gordura, el dolor, la enfermedad, la falta de fuerzas y vitalidad, los trastornos nerviosos, los dolores de cabeza, los insomnios, etc.

Una dama relata cómo estaba acabando consigo misma mediante su manera de comer. «Y todo el tiempo sermoneaba a mi marido porque fumaba» —expresa—. «Ambos nos estábamos matando—él con la nicotina, y yo con un tenedor y una cuchara.»

A Daniel lo escogieron para servir a un rey llamado Nabucodonosor. Usted y yo hemos sido elegidos para ser siervos del Rey de reyes. Es posible que nuestras antiguas maneras carnales hayan perjudicado nuestro cuerpo por medio de los apetitos incontrolados, pero ahora escogemos *no* contaminarlos más, *ni* comer las comidas del mundo—aquellas con las cuales nuestra carne nos ensucia.

«Los que viven según la carne no pueden agradar a Dios.» (Romanos 8.8)

Lo incongruente de algunos cristianos es que en la iglesia adoran a Dios en espíritu y en verdad, y pasan un rato espiritual maravilloso; luego, se van corriendo a casa y cenan en la carne, devorando todo tipo de comidas contaminantes. Parece extraño estar en el Espíritu un minuto, y luego, tan pronto como la comida entra en escena, abandonar nuestra mente espiritual y lanzarnos de nuevo en los caminos de la carne.

Por cuanto los designios de la carne son enemistad contra Dios; porque no se sujetan a la ley de Dios, ni tampoco pueden. (Romanos 8.7)

Daniel no dejó a un lado su mente espiritual, sino que se negó a contaminarse con la comida del rey, y convenció al jefe de los funcionarios para que les permitiera, a él y a sus amigos, comer verduras y beber agua durante diez días, diciendo a aquel superintendente que juzgara por sí mismo si al cabo de dicho período no estaban más saludables y robustos que todos los jóvenes que tomaban la comida selecta del rey. Naturalmente, se hallaron más sanos y fuertes que todos los demás, así que el supervisor estuvo de acuerdo en continuar reteniendo los alimentos y el vino que el rey había señalado, para que pudieran seguir con su dieta. Nótese que Daniel quería *seguir* con aquel régimen.

No estaba haciendo penitencia al comer sólo verduras y beber agua—ni siquiera siguiendo un programa acelerado para adelgazar—*quería* comer de aquella manera; no consideraba la comida del rey como algo deseable en absoluto, sino que aquellos alimentos le parecían desagradables y repugnantes.[5]

¿En qué piensa usted cuando pronuncia la palabra delicioso? Si se imagina alguna comida fuerte y que engorda, deténgase. Usted puede cambiar su manera de pensar, y no considerar deliciosa por más tiempo la comida del rey, tenga esos alimentos indigestos y engordantes como algo repulsivo e indeseable.

La comida no debe tentarnos y atormentarnos, sino

---

[5] El régimen de Daniel fue prolongado, y debe haber estado equilibrado de una manera maravillosa: rico ·en vitaminas, minerales y proteínas. Probablemente incluía combinaciones de verduras tales como: repollo, cebollas, apio, pepinos, lechuga, hortalizas, tomates, patatas, guisantes, lentejas y varios tipo de judías. Si usted decide seguir una dieta como Daniel asegúrese de comer verduras que contengan todas las vitaminas, todos los minerales y todas las proteínas que su cuerpo requiere. Recuerde que necesita por lo menos de 45 a 60 gramos de proteína diarios. Si decide comer como aquel siervo de Dios del Antiguo Testamento, cerciórese de que conoce las verduras que debe tomar para alimentarse debidamente; de otro modo, estará siguiendo un régimen de moda.

bendecirnos y fortalecernos. Está hecha para satisfacer nuestras necesidades físicas de nutrición. El llenarnos de golosinas que engordan para satisfacer nuestras papilas gustativas nunca saciará la más mínima parte del apetito de la carne. Dicho apetito carnal siempre exclama con voz de hambre: «¡Más! ¡Más! ¡Más!»

Usted puede enseñar a su mente para que deje de pensar en la comida como en algo delicioso, tentador, exquisito, que «le hace agua la boca», o cualquier otro adjetivo parecido durante todo el tiempo que tenga en su mente el perder peso. Una vez que se ha comprometido con Jesús en vez de con el comer excesivo, ha de educar su pensamiento para que se preocupe de ganar la batalla contra la comida.

Cuando un atleta participa en una competencia deportiva, está programado mentalmente para ganar. El entrenador le dice: ¡GANA! Los admiradores en el campo le cantan y animan gritando: ¡GANA! Y las multitudes en las gradas le dan voces y agitan pancartas en las que esta escrito: ¡GANA!

¿Qué se dice usted cuando está en el campo de batalla luchando contra la obesidad? ¡GANA, GANA, GANA! o palabras carnales como: «¡Pobre de mí! ¡Todo el mundo come torta, y yo tengo que comer zanahorias!»

Su mente tiene un poder tremendo. Es Dios quien se la ha dado. Usted tiene una voluntad fuerte, que puede escoger entre la carne y el espíritu. Culpe todo lo que quiera a Satanás por su gordura, pero no es él quien come los alimentos, sino usted. El diablo puede tentarlo, pero es usted mismo quien realiza la acción de comer.

A lo que Satanás apela es a su carne. Por eso es de una importante capital el que usted reclame su mente carnal de debajo de su influencia, y la ponga donde debe estar: bajo el poder y la influencia del Espíritu Santo de Dios, quien lo ama.

El rey Nabucodonosor habló con aquellos jóvenes, y no halló entre todos los muchachos que había reclutado ninguno como Daniel y sus amigos. Cuando el primero comió según la sabiduría del Espíritu Santo, no sólo fue recompensado con un buen aspecto y un cuerpo saludable, sino también con la bendición de Dios, otorgándosele:

1. Conocimiento e inteligencia en todas las ramas de la literatura y del saber.

2. Entendimiento en toda clase de visiones y sueños.

Tanto él como sus amigos fueron introducidos al servicio del rey, y una vez allí demostraron ser valiosos para Nabucodonosor. Cuando éste los consultó sobre asuntos que requerían sabiduría y conocimiento, los halló diez veces mejores que todos los magos y astrólogos que había en todo su reino.

Desde luego que la dieta vegetariana de aquellos jóvenes judíos no fue la única razón de su formidable poder— evidentemente prosperaron porque obedecieron a Dios.

Por favor, diga estas palabras en voz alta:

• Obedezco al Señor.

- Escojo obedecer a Dios.

- Soy una persona obediente.

- El obedecer no es una penitencia.

- El obedecer no es un castigo, es una bendición.

- Obedeceré al Señor.

- No contaminaré mi cuerpo.

- La desobediencia contamina.

Si come un pastelillo relleno de chocolate cuando vuelve a casa desde la tienda, no es dicho pastel quien desobedece, sino usted. Considere las comidas indigestas e insanas, no como que engordan sino como contaminantes.

Una chica de cierto grupo de CV dijo que no podía comer nada en lo que hubiera encontrado un pelo. Por muy hambrienta que estuviera, si en la comida había habido un cabello, no podía tocarla. A otra mujer le pasaba lo mismo con las moscas y las cucarachas; si encontraba en alguna ocasión uno de aquellos insectos en los alimentos, para ella estaban contaminados.

Una señora de Nueva York, hizo un bizcocho relleno, y una vez que el pastel se hubo terminado de cocer, abrió la puerta del horno y se encontró con una rata muerta y asada pegada al mismo. Sin ella saberlo, el animal estaba en la cocina cuando metió a cocer el pastel. ¿No diría usted que aquel estaba contaminado?

A usted no le gustaría comerse un pelo, una cucaracha o una rata, pero ese pastelillo relleno o esas patatas fritas grasientas hechas en casa pueden ser igual de contaminantes que aquellas otras cosas.

Si está desobedeciendo a Dios y comiendo más calorías de las que debiera, clame al Señor pidiendo ayuda—Él no le volverá la espalda. Dios está allí mismo, a su lado, para ayudarle, y nunca se da por vencido. No importa las veces que tropiece. ¡Levántese y empiece de nuevo! Dios le ama y nunca le deja por imposible.

Estando persuadido de esto, que el que comenzó en vosotros la buena obra, la perfeccionará hasta el día de Jesucristo. (Filipenses 1.6)

El Señor no lo desamparará en la hora de su necesidad, y si usted tropieza un poco, no dejará caer Sus brazos dándole por imposible. Dios le concedió a Daniel gracia y buena voluntad (Daniel 1.9) cuando éste escogió comer verduras y beber agua para Su gloria. También a usted le otorgará lo mismo en su nuevo programa de alimentación, porque le ama tanto como a aquel.

Oración

Señor Jesús, gracias por Tu gracia y compasión en cuanto a mi manera de comer. La he encomendado a Ti, y me he comprometido a perder peso. Oh Dios, te obedeceré y comeré como TÚ me enseñes. Dame sabiduría y conocimiento, de tal manera que pueda ser una bendición para otros y traerte gloria. Elijo no contaminarme, como hizo Daniel con aquella comida impía. Señor, necesito Tu ayuda y fortaleza. *Mi carne es débil, y cuando actúo según la misma, escojo cosas que no convienen y no te agrado; pero el ocuparme del Espíritu es vida y paz, y también obediencia y un nuevo cuerpo con el cual alabarte.*

En el nombre de Jesús. Amén.

Capítulo nueve

Satisfecho y realizado

Un domingo por la mañana, Darlene se despertó sintiendo mucha autocompasión. Había hecho planes para salir a cenar con unos amigos después del servicio de la iglesia, y sabía que tendría que comer una ensalada mientras que aquellos estarían disfrutando de las comidas que ella antes adoraba. Ya en la iglesia, preguntó a su pastor: ¿Cuándo terminará todo esto? ¿Habré de estar para siempre siguiendo un régimen?

—Pero si no está de régimen —respondió aquel rápidamente—. Recuerde que está aprendiendo a comer.

—Ya lo sé, ya lo sé; pero a veces me parece que estoy siguiendo una dieta, y tengo la impresión de que habré de continuar así eternamente y para siempre.

El pastor le sonrió y dijo, —Ya sabe que cuando la Palabra nos dice que «El que comenzó en vosotros la buena obra, la perfeccionará hasta el día de Jesucristo», quiere dar a entender que seguirá trabajando durante mucho, mucho tiempo.

A Darlene se le recordó que su nueva manera de comer no era sólo algo que debía poner en práctica hasta que se desprendiera del peso que quería perder: ¡Era para siempre! Daniel no comió verduras y bebió agua solamente durante los diez primeros días y luego se dio un banquete de la comida del rey al decimoprimer día.

Usted va a tener que comer como Dios quiere para que su cuerpo adelgace y permanezca delgado, o volverá a los antiguos caminos de la carne, y demasiado bien recuerda aquellas dietas y programas, en los que perdía peso, alcanzaba su objetivo y luego lo recuperaba todo otra vez.

Darlene necesitaba descubrir el gozo de su nueva forma de alimentarse. Estaba entregada a perder peso y hacia todo de la manera correcta, pero necesitaba alegría en su vida.

- No contaminaba su cuerpo comiendo lo que no debía.

- Escribía su diario cada día.

- Se limitaba a la asignación de calorías que el Señor le había dado.

- Hizo cuidadosamente el inventario de su alacena y quitó de la misma las comidas que engordaban y eran nocivas.

- Perdía de peso de un modo regular, y aquellas semanas durante las cuales no lo hacía continuaba resueltamente a pesar del desaliento.

Pero le faltaba una cosa: gozo. Cada comida era una prueba terrible para ella. Miraba cómo sus amigos comían lo que querían, y sin embargo estaban delgados y ella gruesa. Veía los anuncios en la televisión acerca de alimentos deliciosos y engordantes, y se le hacía agua la boca, y la publicidad en las revistas y en los carteles, y todo dentro de ella gritaba: «¡Quiero eso!»

Esta puede ser una de las trampas sutiles para los comilones. Algunas personas se ponen a ayunar, y paran más tiempo en la cocina que cuando no lo están haciendo. No comen, pero tocan, y preparan comida. Todavía se deleitan en la misma, a pesar de que se estén absteniendo de probarla. Cierta mujer preparó una cena para su familia que iba de picnic mientras ella estaba ayunando. Hizo una fuente enorme de ensalada de papa —algo que a ella siempre le gustaba comer—y algunos otros platos. Estaba muy orgullosa de haber preparado aquella merienda campestre; era una de las comidas más esmeradas que hubieran llevado jamás al campo.

No probó ni un bocado y su marido se deshacía en elogios por el dominio propio y la disciplina de la mujer.

¿Pero saben lo que hizo cuando terminaron sus días de ayuno? Preparó una fuente descomunal de ensalada de papas y se la comió entera ella sola. Aquello por poco la mata; tuvo que ir al hospital y someterse a una limpieza del estómago.

Es importante que no nos *deleitemos* de un modo desordenado en la comida, y ¿sabe usted que puede hacerlo aun cuando no la está comiendo? No describa las comidas fuertes e indigestas como «riquísimas» o «deliciosas», o «fuera de serie». ¡No lo son! Un producto comestible cargado de azúcar y químicos no es algo «fuera de serie». La comida saludable y vigorizante no está atiborrada de azúcar, harina blanca, conservantes y químicos.

Deleítate asimismo en Jehová. (Salmos 37.4)

Él es nuestro deleite, y no la comida. Los CV se deleitan en comer el alimento de Dios, obedeciéndole y amándole. Nuestro deseo es agradar al Señor; amarle y servirle con nuestro cuerpo, alma y mente.

Deleítate asimismo en Jehová, y Él te concederá las peticiones de tu corazón. (Salmos 37.4)

¿Está usted pidiéndole a Dios que le quite el apetito impío? Si así es, asegúrese de que no se está deleitando en pensamientos impíos acerca de la comida.

No codicie comidas impías aunque no las esté comiendo. El Señor habló de la codicia del corazón cuando dijo que no sólo el cometer adulterio era pecado, sino también el tener pensamientos lujuriosos.

Pero yo os digo que cualquiera que mira a una mujer para codiciarla, ya adulteró con ella en su corazón. (Mateo 5.28)

Cuando usted le pide a Dios que le libre de su apetito impío, el Señor lo sustituye por conocimiento e inteligencia en lo referente a la comida y la alimentación.

Si se está absteniendo de comestibles peligrosos y que engordan, pero aún se le hace agua la boca por los mismos, deténgase inmediatamente y cambie su modo de pensar. ¡Su deleite es en el Señor, y en tener Sus pensamientos!

La comunicación con Dios incluye tanto la actitud del corazón como las palabras que pronuncia en la oración. Nos comunicamos con el Señor por medio de nuestra obediencia (o desobediencia) hacia Él; por la atención que le prestamos (o por la falta de la misma). Podemos acercarnos a Dios en diferentes niveles, no sólo verbalmente. Deléitese en el Señor, y que todo su ser lo adore; es entonces cuando su alma entera queda satisfecha.

«Deléitate asimismo en Jehová, y Él te concederá las peticiones de tu corazón.» (Salmos 37.4)

¿Quién nos proporciona nuestros deseos cuando estamos sometidos a Dios? Él mismo. Fue el Señor quien le hizo desear a usted estar delgado. El deseo suyo es el deseo de Dios, y su deleite esta en Él.

El deseo de Darlene estaba en su sitio—es decir en agradar al Señor. Deseaba cambiar su manera de comer y hacerlo para Dios, pero no tenía ningún deleite en ello.

La palabra *deleite* significa «un grado elevado de placer y disfrute; gozo; arrebatamiento; gran placer y satisfacción; agrado en extremo».

La mujer deseaba saber cómo deleitarse en el Señor en

cuanto a su comida. Meditó en el Salmo 37.4, y a la semana siguiente dijo a su grupo que se estaba dando cuenta de que sólo obedecía a Dios en parte. Se atenía perfectamente a su asignación de calorías, pero lo hacía con un corazón resentido.

El versículo que había escrito en su diario era: *«Haced todo sin murmuraciones y contiendas» (Filipenses 2.14);* y seguía diciendo: «Cuando era pequeña, mi padre era muy estricto conmigo; siempre estaba diciéndome no a esto o a aquello. No podía hacer las cosas que hacían los demás niños, ni ir adonde ellos iban. Siempre lo obedecía, pero me resentía por sus reglas y me sentía privada.

»Ahora veo que lo mismo me pasaba con el Señor. Hacía lo que Él me ordenaba, pero no tenia ningún deleite en ello o en Él mismo. El adelgazar era como ser privada de nuevo de aquellas cosas buenas y divertidas.»

Darlene está ahora comprendiendo cuán engañada se encontraba, y aprendiendo a deleitarse en el Señor y a obedecerle. Puede ver que es Satanás quien nos priva de las cosas buenas, sugiriéndonos que las comidas que no nos convienen son deliciosas y que no podemos disfrutarlas. Influye en la carne, para que comamos alimentos indignos y los consideremos ricos, apetitosos y sabrosos. Dios da, restaura, levanta, edifica, fortalece y bendice. El diablo, por el contrario, destruye, mata, miente y engaña. El Señor es todo verdad y amor, y Satanás no es verdad ni amor.

¿Sabe usted cuáles son sus deseos verdaderos? El versículo de los salmos que estamos considerando, dice: *Él te concederá las peticiones de tu corazón.* ¿Desea usted ser delgado? Si así es, hágase otra pregunta: ¿Estoy haciendo todo lo que puedo para cooperar con Dios de tal manera que Él pueda cumplir el deseo que hay en mi corazón de ser delgado?

Si usted quiere tener cierto peso, querrá colaborar con el Señor de tal manera que no le obstaculice en la contestación a sus peticiones. Los miembros de los CV guardan una hoja de Deseo-Acción como la que aparece más adelante. En un lado de la misma escriba su deseo —ese anhelo por estar delgado es uno de los que Dios le dio en primer lugar. Así que cuando escriba el peso que se propone como objetivo, estará anotando tanto la voluntad de Dios como la suya propia; y en el otro, ponga lo que el Señor le está moviendo a hacer o a cambiar en su vida para poder bendecirle y cumplir el deseo que usted tiene.

Ejemplo

Usted puede hacer una hoja de Deseo-Acción para sí mismo. Escriba el anhelo de su corazón el cual le está pidiendo a Dios que cumpla, y en el otro lado ponga de qué manera está cooperando con Él para lograrlo.

Deléitese en Su nuevo programa de alimentación; en Su compromiso con el Señor; en Su asignación de calorías; y en el dominio propio y la obediencia a Dios.

Barbara decía que aunque había perdido 27 kilos como comilona victoriosa, su verdadera alegría no estaba en aquella pérdida en sí, sino en su obediencia. «Me *deleito* realmente en el Señor» —dijo a un grupo de nuevos miembros—. «Tengo que decirles que lo que Dios ha hecho en mi corazón y en mi vida mediante el adelgazamiento es mucho más grande que la pérdida de peso misma. Soy una persona completamente nueva.»

DESEO	ACCIÓN
1. Quiero pesar 53 kilos.	1. Permaneceré dentro del límite de calorías que el Señor me pone. a. Alimentándome de la Palabra para llenar la sima que existe entre las calorías que como y aquellas que deseo. b. Planeando con tiempo lo que como. c. Asegurándome de que tengo en casa para comer el tipo de comidas que satisfacen. d. Siendo un comprador prudente.
2. Quiero perder 14 kilos en el nombre de Jesús y para la gloria de Dios.	2. Llevaré mi diario para mantener un registro y observar las pautas y costumbres que Dios está cambiando y rompiendo.

Deléitese en contar las calorías; no se trata de un trabajo penoso ni de un impedimento. ¡Es su libertad y bendición! ¡Gracias a Dios por las tablas de calorías! ¡Dé gracias al Señor porque puede perder peso para Jesús! Sea bendecido porque está concediéndole las peticiones de su corazón; porque los deseos que usted tiene, son también los Suyos. Eso demuestra cuán cerca está usted de Él. Para Dios, usted es alguien especial y querido. Ahora come en el Espíritu, y no en la carne.

Haga una hoja de Deseo-Acción para cada semana.

Pregúntese: ¿Qué puedo hacer durante estos siete días? Apúntelo en su diario y consúltelo a medida que transcurre dicho período. La razón para hacerlo es que usted podría escribir en el lado correspondiente al deseo: «Perder cuatro kilos y medio», y un año después tener todavía dicho exceso de peso. Sus deseos obran juntamente con sus acciones para producir resultados. Escriba la pérdida de peso semanal que desea—por ejemplo: «Señor, esta semana quiero perder un kilo y medio», y luego pregúntele como podría cooperar con Él para ello.

En la parte del papel destinada a la «Acción», podría escribir: «Sé fiel cada día». Pero usted no puede ser fiel sin el Señor—necesita su «Tiempo de poder diario» en comunión con Él para fortalecer su fe. Probablemente usted quiera restar calorías y añadir algún tiempo de oración y lectura de la Biblia.

Cierta mujer escribió el siguiente deseo: «Pasar más tiempo con el Señor». Como acción, debía decidir de que manera iba a hacerlo, y tenía que ser específica. Dios quiere que seamos específicos, la vaguedad nunca produce resultados hermosos y eternos.

Acciones: Con objeto de pasar más tiempo con el Señor, apagaré la televisión por las tardes; me levantaré media hora antes cada mañana para orar y leer la Biblia; me concederé tiempo todas las noches antes de acostarme para hacer mis oraciones y leer la Palabra.

¿Cuáles serán *sus* acciones específicas?

Diane estaba confundida con su hoja de Deseo-Acción:

No sabía sinceramente lo que quería de sí misma, y se preguntaba: «¿Cuáles son mis deseos?» Sabía lo que su madre deseaba para ella, aquello que su marido quería, y lo que sus hijos anhelaban, pero no estaba segura de cuales eran sus propias aspiraciones.

La mujer iba en avión hacia Portsmouth, Virginia, para asistir a un seminario de obreros cristianos, y había esperado poder llenar su hoja de Deseo-Acción abordo, pero no lograba pensar cuáles eran sus propios deseos. Sabía que su marido quería que adelgazara, pero no estaba segura de que ella misma anhelara también aquello.

Cuando llegó al seminario estaba en medio de una multitud de gente, y alguien a quien no conocía en absoluto se volvió hacia ella y le dijo: «Perdone. Espero que no le molestara que le hable así de claro, pero el Señor me estaba hablando de usted. Me dijo que usted no conoce los deseos de su propio corazón.

Diane se quedó boquiabierta.

«¿Pero sabe lo que me está mostrando también? —continuó—. Me está haciendo ver que Él conoce sus anhelos profundamente escondidos, y que es un gran placer para Dios el revelárselos y también quiere cumplirlos uno por uno. Sin embargo, necesita que usted le preste atención para mostrarle cuáles son.»

Aquella fue una experiencia que habría de cambiar la vida de Diane. Se dio cuenta de que había tenido miedo a pensar por sí misma o de hacerse cargo de su propia vida y comenzó a orar con audacia, buscando al Señor para sí misma y para su propio caminar con Dios. No muchos días después, se encontraba llenando el lado de la hoja correspondiente al deseo y poco a poco, uno por uno, vio cumplirse todos sus anhelos.

Diciendo una cosa y haciendo otra

Uno de los resultados positivos de la hoja de Deseo-Acción es revelarnos la inconsistencia de nuestras palabras. A menudo hablamos de obedecer, mientras que estamos en una desobediencia flagrante y oramos: «Oh Señor, lo único que deseo es ser un siervo obediente; deseo deleitarme en Ti con todo mi corazón y con toda mi alma»; y luego, corremos hacia el refrigerador en busca de algún «regalillo» de muchas calorías.

El Señor no nos premia con «regalitos» peligrosos con alto grado de calorías, sino con poder y fortaleza en el Espíritu Santo.

El expresar algo con palabras queriendo decir otra cosa, es un tipo de comunicación de dos caras. Alejo a alguien de mí, pero le digo: «Ámeme, por favor'»; en un lado de mi hoja de Deseo-Acción escribo: «Señor, quiero obedecerte» y luego sobrepaso mi asignación de calorías comiéndome un plato lleno de galletas saladas con queso de crema.

Es posible que descubra que usted es mucho más rebelde de lo que nunca soñó. Gracias a Dios, que Él puede cambiar todo eso y librarle de las ataduras de la rebeldía. Dios es el Salvador quien nos libra de nosotros mismos.

Estamos aprendiendo a decir algo y a acabar haciéndolo.

Oración

No sólo voy a decir que eres el Señor de mi vida, sino que me comportaré y actuaré de acuerdo con ello. Voy a declararlo con todas mis acciones.

Te doy derecho a decirme cuándo he de levantarme por la mañana y cuándo tengo que irme a la cama por la noche; lo que debo comer y lo que no. Me deleito en Ti y voy a actuar en consecuencia.

En el nombre de Jesús. Amén.

Capítulo diez

¿Rebelde yo? Lucharé para demostrar que no lo soy

Sandy insistía en que la razón por la que pesaba tanto era porque tenía un esqueleto grande. Sus compañeras de habitación estaban de acuerdo con ella (¡era más fácil que discutir!), pero a decir verdad la chica pesaba 108 kilos y para su tamaño mediano era sencillamente obesa.

El Salmo 103.14 dice que sólo el Señor sabe cómo somos.

Podemos decirnos a nosotros mismos que no estamos gordos y que lo único que sucede es que tenemos huesos anchos, pero Dios sabe el tamaño de nuestros huesos. Al escribir nuestro peso en los documentos de identidad podemos quitarnos cinco o siete kilos, pero el Señor conoce la verdad.

Un profesor y actor de una universidad estaba preparando los libros de calificaciones cierto día, cuando se le acercó uno de sus alumnos y le pidió ver la nota que había obtenido en un examen.

—¿Quiere decir usted que sólo he sacado un cuatro en el ejercicio? —preguntó el estudiante.

—Sí, esa es tu calificación. ¿Qué nota hubieras preferido tener? ¿Un nueve, quizás un siete?

—Pues ... no lo...

El profesor le tendió su bolígrafo.

—¿Por qué no te pones en el libro la nota que quieres? Ven, toma. ¿Quieres un nueve?

El joven se quedó mudo.

Luego, el sabio profesor dijo: —Yo lo haré por ti. Te voy a quitar el cuatro y a poner un nueve en su lugar.

Cuando acabó de hacerlo, miró largamente al sorprendido estudiante.

—Dime —expresó—, ¿conoces mejor ahora la asignatura?

Somos lo que somos, a pesar de las mentiras que nos digamos a nosotros mismos. Puede que queramos ponernos nueves, cuando sólo merecemos cuatros; o por el contrario, considerarnos menos de lo que somos—lo cual es igual de falso.

La falta de honradez es un síntoma de rebeldía. Si uno puede ser deshonesto en una cosa pequeña, con el tiempo puede que lo sea también en algo grande y eso grande es su sinceridad para con el Señor. Usted promete atenerse a un cierto número de calorías, pero luego se rebela y se da un atracón. O le hace a Dios la promesa de vivir para Él y seguir Sus caminos, y luego desobedece yéndose tras sus propias costumbres carnales. El Señor quiere salvarnos del engaño de los caminos de la carne y darnos una vida hermosa, sana y completa en Él.

Isaías 30.1 dice: *¡Ay de los hijos que se apartan, dice Jehová, para tomar consejo, y no de mí; para cobijarse con cubierta, y no de mi Espíritu, añadiendo pecado a pecado!*

¿Cuál es el problema más difícil que usted tiene en relación con la comida? Mire la siguiente lista de comprobación. ¿Se le pueden aplicar algunas de estas declaraciones?

___ Como sin pensar en lo que estoy ingiriendo, o de qué manera dicha comida puede contaminar mi cuerpo.

___ Cuando he terminado, me siento arrepentido y tengo remordimiento.

___ Aparte de comer no hay nada que dé sentido a mi vida, y no estoy dispuesto a abandonar también eso.

___ Quiero mi _____ *(llene el espacio en blanco);* no es justo que no pueda comer_____ *(llene el espacio en blanco)* cuando me apetece.

___ Si tengo problema de peso no es culpa mía, sino de mi madre. Fue ella quien me hizo engordar al principio, y ahora no puedo hacer nada para remediarlo.

___ Dios conoce las presiones y los problemas que tengo en mi vida, y sabe que por esa razón como. Si el Señor quiere que sea delgado, ¿por qué no me los quita?

___ Le pedí a Dios que me quitara el apetito, y no lo hizo; debe quererme gordo.

___ Si a mi marido no le gustara comer tantas cosas que engordan, yo no estaría gruesa.

___ Si mi esposa no cocinara comidas que engordan tanto, yo no estaría gordo.

___ Procedo de una familia de gente obesa, por eso soy gordo.

Añada su propia declaración a la lista. ¿Ve usted lo deshonesta que es la rebeldía? La verdad es que ninguna otra persona es la causa de su exceso de peso. Puede que otra gente u otros factores sean el estímulo para que usted coma demasiado, pero usted mismo es el único responsable por esto último.

Dios quiere quitarnos la rebeldía; su deseo es liberarnos de esa atadura, que es peor que cualquier prisión. *Si el Hijo os libertare, seréis verdaderamente libres.*

El Señor espera que usted está dispuesto a renunciar a sus pensamientos y acciones rebeldes.

Por tanto, Jehová esperará para tener piedad de vosotros, y por tanto, será exaltado teniendo de vosotros misericordia;

porque Jehová es Dios justo; bienaventurados todos los que confían en Él. (Isaías 30.18)

No hace mucho, la oficina de los CV recibió una carta de alguien que había perdido 38 kilos en la cárcel, y la Señora Neva Coyle envió una copia de la misma a todos los jefes de grupo. Se trataba de un hombre que leyó acerca de los CV en el periódico, y escribía diciendo que había estado en prisión durante catorce años y tenido un exceso de peso de mas de 37 kilos. ¿Se ha quejado usted alguna vez diciendo que no podía cambiar sus costumbres en cuanto al comer porque «las condiciones no eran apropiadas?»

¿Nunca le ha dicho al Señor que no le era posible perder peso cuando tenía una boda, una merienda o una fiesta de Navidad próxima? Las *condiciones* no son adecuadas.

Aquel hombre encontró a Jesús en la cárcel—comiendo comida de preso e imposibilitado para escoger sus propios menús—y de 113 kilos llegó a pesar 75. En sus propias palabras decía: «Decidí no contaminar un templo del Espíritu Santo».

Si piensa que para usted no es posible perder peso en la situación en que se encuentra, está equivocado. Sí que puede hacerlo y Dios le mostrará cómo si usted se lo permite. Tome tiempo para escucharlo. Él habla por Su Palabra y mediante esa tranquila vocecita que hay dentro de usted.

...tus maestros nunca más te serían quitados, sino que tus ojos verán a tus maestros. Entonces tus oídos oirán a tus

espaldas palabra que diga: Este es el camino, andad por él; y no echéis a la mano derecha, ni tampoco torzáis a la mano izquierda. (Isaías 30.20b, 21)

Cada partícula de rebeldía ha de salir de usted. No tenga miedo al proceso de remoción de las mismas—es para su bien.

Hay dos maneras en que podemos ayudar al Señor a que nos quite nuestra rebeldía. Primeramente:

1. Estemos dispuestos a admitir que somos rebeldes.

Si cree que no hay un fragmento de rebeldía en usted, no sabrá lo que estará sucediendo a medida que Dios intente quitárselo. Se pondrá furioso contra Él, contra usted mismo y contra cualquiera que esté cerca por obstaculizar sus deseos y exigencias.

Algunas personas no quieren admitir que son rebeldes; especialmente la gente obesa. Una mujer que tiene por lo menos 23 kilos de más, dice en actitud defensiva: «¡Me gusta comer! Dios lo sabe, ya que después de todo Él fue quien me hizo así. Si quería que fuera delgada, me hubiera hecho sin apetito.» En efecto, aquella mujer estaba culpando a Dios y si podía echarle la culpa al Señor por su comer en exceso, también podía hacerlo por cualquier otra cosa que hubiera en su vida. Era posible que le culpara por enfermarse, por quedarse sin gasolina en la carretera, por la pérdida de los guantes de su hijo, por la falta de entusiasmo de su marido en cuanto al Evangelio, por el fracaso del matrimonio de su hija, por la muerte de uno de sus padres...

Podía culpar a Dios por todo lo que fuera mal en su vida Usted debe comprender que el responsabilizar al Señor de tales cosas no es lo correcto—es contra Dios. La Biblia abunda en instrucciones en cuanto a amarlo cuando las cosas van bien y cuando van mal. El hijo o la hija de Dios debe alabarlo, adorarlo, regocijarse en Él, amar Su Palabra y Sus promesas, consolarse en Él, descansar en Él, creer y confiar en Él.

El echarle la culpa a Dios por sus calamidades y pesares—incluyendo el peso que usted tiene—no sólo es ridículo, ¡sino que es contra el Evangelio! Muchos de los acontecimientos de nuestra vida que llamamos tragedias, no lo son en absoluto, sino realmente la manera del Señor de mostrarnos lo mejor que tiene para nosotros, dándonos una porción de Su amor que supera con mucho cualquier cosa que tuviéramos antes.

«No soy rebelde. Dios *sabe* cuanto he sufrido en mi vida, y al fin y al cabo, a pesar de todas las cosas por las que he pasado, *todavía* soy creyente.»

Cuando el Señor le quita a uno la rebeldía, algunas veces el proceso lastima un poco. Usted quiere su propio camino, y Dios el Suyo. Él quiere triunfar sobre sus costumbres egoístas para que usted sea el ganador.

Dios sabe cómo detestamos soltar nuestra terquedad; esa es la razón por la que el Espíritu Santo inspiró aquellas palabras de Proverbios 3.11y 12, las cuales volvió a repetir en el Nuevo Testamento, en Hebreos 12.5b, 6:

Hijo mío, no menosprecies la disciplina del Señor, ni

desmayes cuando eres reprendido por Él; porque el Señor al que ama, disciplina, y azota a todo el que recibe por hijo.

¡Nos ama, y por lo tanto nos corrige!

Si su padre no lo quería, ahora usted tiene un Padre. celestial que sí lo ama. Es una verdad maravillosa en la cual pensar y, si usted medita en ella con toda su mente, encontrará mucho más fácil el renunciar a aquellas costumbres rebeldes en cuanto a la comida.

Porque el Señor al que ama, disciplina, y azota a todo el que recibe por hijo. (Hebreos 12.6)

Dios nos disciplina por nuestro propio bien, «para lo que nos es provechoso, para que participemos de su santidad.»

Probablemente al principio no sea divertido, porque usted quiere comer algo que engorda y está cargado de azúcar; es posible que sienta usted que realmente se merece otra porción de aquello, o alguna comida pesada atiborrada de calorías. Puede sentirse impulsado a devorar algo que sólo le añadirá más kilos, o arrastrado al refrigerador o a la alacena.

El Señor comprende dichas compulsiones, impulsos y substitutos neuróticos del verdadero consuelo y amor; pero quiere que se vayan.

Dios quiere que la rebeldía desaparezca, y puede hacer un trabajo perfecto si usted empieza admitiendo que la misma existe en su corazón y en su vida.

2. El segundo requisito para ayudar al Señor a quitar la rebeldía de nuestra vida es permitirle que lo haga.

¡Permítale a Él el derecho de quitar la rebeldía de su vida!

Es verdad que ninguna disciplina al presente parece ser causa de gozo, sino de tristeza. (Hebreos 12.11a)

¡Ah! y usted puede decir de nuevo: «¡Tendría que ver usted cómo comen mis amigos! Ya me siento bastante mal como estoy, y por si fuera poco, tengo que sentarme y mirarlos comer cosas que no me están permitidas.»

...pero después da fruto apacible de justicia a los que en ella han sido ejercitados. (Hebreos 12.11b)

«¡Pero a veces es tan difícil! Me pongo nervioso, enfadado o sencillamente estoy aburrido, y quiero comer! No puedo evitarlo; y en algunas ocasiones me parece que no lo aguantaré.»

...levantad las manos caídas y las rodillas paralizadas; y haced sendas derechas para vuestros pies, para que lo cojo no se salga del camino, sino que sea sanado. (Hebreos 12.12, 13)

«¿Sanado? ¿Cojo? ¡Nunca pensé que la rebeldía me hiciera cojo! Y sería mejor serlo físicamente que mentalmente, de eso estoy seguro. ¡Necesito ayuda!»

Esto refleja el pensamiento de muchas personas que han permitido con éxito que el Señor empiece a obrar en sus actitudes e ideas.

Cierta dama—que tenía 16 kilos de más—escribió en su hoja de respuestas preliminar de los CV: «Esta es la cosa más grande que jamás me haya ocurrido. Nunca antes había visto lo rebelde que he sido todos estos años. He estado enojada con la vida, con Dios y conmigo misma, sin siquiera saberlo.»

Otra expresó: «Hace cuatro años volví al Señor, y Él lo ha sido todo para mí. Pensé que le había entregado todos mis viejos hábitos, pero quedaba uno: el de comer.

»He seguido un montón de dietas, y cada una de ellas movida por el orgullo. Estoy empezando a comprender cuántas cosas he hecho por ese mismo motivo. Es difícil admitirlo, pero creo que fue el orgullo lo que destruyó mi matrimonio. Alejé a mi marido y nunca más volverá.»

A causa de la rebeldía suceden muchos acontecimientos dolorosos e incluso trágicos.

El orgullo es una forma de rebeldía, porque resiste a la autoridad y al control de Dios sobre la vida de uno. Ser orgulloso es tener una opinión inmoderada acerca de la importancia, superioridad o del mérito de uno mismo. El Señor quiere liberarnos de estas cosas, y lo hará a Su manera; usted puede ayudarle regocijándose en lo que Él está haciendo en su vida.

Regocíjese siempre

Comience a atacar la rebeldía regocijándose en lo que Dios está haciendo por usted. Regocíjese en su asignación de calorías. Alabe al Señor por la cantidad que le ha fijado para cada día. Dele gracias por su nuevo programa alimenticio y también por la nueva vida que tiene por delante como persona más delgada.

Hay mucho en lo que usted puede regocijarse: Él le esta quitando la rebeldía, y usted se gozará doblemente cuando experimente que ésta lo abandona.

Oración

¡Jesús es el Señor! _____ *(su nombre), no eres el Señor, y estás controlado por el Espíritu Santo.*

Rechazo la rebeldía; renuncio al dominio que ésta ha tenido sobre mí. Jesús, te vuelvo a poner en el trono de mi vida. No serviré bajo la dominación y el peso de mi propia carne. Escojo el premio, no el castigo.

Señor, admito que tengo rebeldía en mi vida.

Me vuelvo voluntariamente de esos caminos y te doy el derecho a cambiarme.

¡Aunque he sido un comilón durante _____ (llénelo) años, puedo ser libre! Tu Palabra me dice que no necesito continuar siendo una víctima del comer en exceso nunca más. ¡Soy una nueva persona en Cristo!

No pondré excusas para ser indulgente con la carne. No exigiré mi propio camino.

No dañaré mi cuerpo ni mi mente con comidas fuertes y que engorden (pensando que me estoy «mimando»).

No echaré a otros la culpa de lo que me he hecho yo mismo. Me someto a Tu disciplina.

Te obedeceré.

Negaré mi carne (al negarme a mí mismo estoy ganando realmente grandes recompensas).

Me regocijaré en que eres mi Maestro y que me estás diciendo cuál es el camino en que debo andar.

Me regocijaré siempre. ¡Gracias, Jesús!

Capítulo once

¿Por qué nos atraen las comidas indebidas?

¿Se ha dado cuenta usted de que cuando come en exceso no lo hace con cosas como zanahorias o berros? ¿Cuándo fue la última vez que deseó vehementemente un tallo de apio? ¿Se ha llenado alguna vez de lechuga?

Por lo general, sus indulgencias con los apetitos de la carne tienen que ver con cosas que engordan; lo más probable es que se trate de algo dulce, como los postres.

Cuando Barbara era adolescente, cada vez que tenía un problema su madre se sentaba con ella a la mesa de la cocina, sacaba el pastel de chocolate o la torta de arándanos, y hablaban acerca de las dificultades de la chica mientras comían estos y otros consoladores no espirituales con elevado grado de calorías.

Bev recuerda que cuando estaba triste o enfadada siendo todavía una niña pequeña, su madre le ofrecía dulces para ayudarla a que «se sintiera un poco mejor». Si volvía a casa de la escuela enfadada por algo que una amiga le había dicho o hecho, la madre le cortaba una buena tajada de algo que engordaba, le llenaba un vaso de leche, y decía: «Te sentirás mejor después de comer esto».

Otros comparten como, siendo niños, limpiaban sus platos para «ganarse» el postre y este se convirtió para ellos en algo más importante que la propia comida. Más tarde, cuando se querían obsequiar, escogían hacerlo con un postre, y todavía es así.

¡Es usted un miembro corpulenta de los antiguos Clubes del Plato Limpio que engullía toda la comida de su plato a pesar de estar ya lleno hasta la barbilla? Lo hacía por causa de aquel postre exquisito y tentador que brillaba a lo lejos—ya fuera en la cocina o dentro del refrigerador. Incluso se tragaba las horribles batatas, o los arrugados guisantes y las cebollas, por la gloriosa recompensa del *postre*.

¿Era usted aquel que se comía toda la salsa de su plato, atragantándose con esos últimos trozos de hígado frito cargados en su tenedor, porque un poco mas allá de su alcance estaba—no hay palabras para describirlo— ¡*el postre!*?

No había precio demasiado alto para la torta de fresas, el pastel de crema de chocolate u otro plato semejante. De hecho, aun el cóctel de frutas fuera de la lata era digno de que uno se acabara su ensalada de alcachofas.

¿Resolvió usted por completo cuando tenía diez años el problema del hambre en la India comiéndose cada bocado de comida de su propio plato? Seguro que sí, y por ello, dice que merecía un premio: el postre, ¿no es así?

Por toda su consideración hacia los millones que mueren de inanición en el mundo, se le premió con un cuerpo gordo y costumbres de gordo, y la India aún se muere de hambre.

Y mas tarde, ¿no era usted aquel que hacía cola en la cafetería de la escuela, pasando sencillamente de largo las hermosas verduras, las ensaladas y los platos principales y dirigiéndose directamente hacia los postres?

¿Pero qué me dice de su actuar recientemente? ¿No era usted quien, cuando se sentía un poco desanimado, se consolaba con un postre almibarado cargado de calorías?

Hay un deseo inconsciente de premiar el sufrimiento, y los postres pueden convertirse en dicho premio.

Los postres se pueden dar en muchas formas: desde los pastelillos hasta los bocaditos; desde las frutas deshidratadas hasta el dulce de pasta de chocolate o de leche hecho en casa—con tal de que sea algo que le guste.

Si usted es normalmente saludable (no diabético o hipoglucémico) y siente un deseo vehemente por dulces, puede que no sean estos en absoluto lo que ansia—es posible que necesite energía. El dulce eleva el grado de azúcar en la sangre, y alguna gente experimenta un aumento de energía después de comerlo. Dicho aumento es desde luego temporal, y una vez que decae, la persona se siente peor que antes, así que sigue comiendo azúcar.

Algunos creyentes andan por ahí lánguidos, cansados y agotados todo el tiempo y si uno les pregunta, «¿Qué hay de nuevo?» suspiran y se encogen de hombros y le dicen lo rendidos que se encuentran. Están cansados, vencidos, sin resuello, exhaustos.

A veces nos cansamos porque nuestro cuerpo es de carne y cuando se le obliga demasiado o no descansa lo suficiente, se fatiga. Es normal estar cansado *alguna* vez. Un jugador de fútbol se puede sentir cansado después del ejercicio; un asistente de vuelo es posible que lo esté tras un largo viaje de ida y vuelta atravesando el país; también un profesor después de una tarde de corregir ejercicios. Estos ejemplos no se deben a la fatiga ansiosa.

Cosas que pueden hacer que usted se sienta cansado: El permitirse estar
- preocupado
- nervioso
- asustado
- angustiado

El Espíritu Santo no lo arrastra, empuja, obliga o sobrecarga a usted; no le da tanto trabajo que apenas pueda acabarlo sin quedar hecho polvo. Libérese de sus propios apremios, y déjele a Él que obre a través de usted y realice lo que desea.

Si usted ansía una carga de energía, su verdadera fuente de poder y fortaleza lo está esperando. La Palabra del Señor «alegra el corazón». Absorba y aplique las verdades y el poder que hay en la Biblia a su vida, y permita que la energía de aquella impregne su ser.

Entonces verá lo poco atractivo que le resulta un confite o un dulce. Cuando no se ocupa en la Palabra, no recibe su suministro de fuerzas de vitalidad; su espíritu y alma no son alimentados por la verdadera fuente de energía. Puede que usted piense que ansía cafeína o azúcar, pero en realidad necesita *más* que eso. ¡Precisa el poder de Dios!

«El corazón alegre constituye buen remedio» dice Proverbios 17.22. Del mismo modo, el mal talento lo hace sentirse cansado.

¿Alguna vez se ha dado cuenta de lo fatigoso que es estar enfadado o tener un montón de pensamientos negativos? La razón es que usted no fue creado para pensar de esa manera, sino para meditar en la Palabra de Dios y comunicarse con el Señor.

Haga su oración lo que está escrito en el libro de Josué, *«Nunca se apartará de mi boca este libro de la ley, sino que de día y de noche meditaré en él, para que guarde y haga conforme a todo lo que en él está escrito; porque entonces haré prosperar mi camino, y todo me saldrá bien.»*

Un predicador muy conocido, que había sido obeso, antes acostumbraba comerse dos o tres pasteles de una vez, y estaba tan gordo que apenas se podía atar los zapatos. En cierta ocasión, expresó que nunca hubiera soñado con alimentarse con espárragos y coliflor; que aquello habría supuesto un *castigo* para él.

¿Qué significado tienen para usted las palabras

recompensa y castigo? ¿Cuáles eran sus premios favoritos cuando era niño? ¿Se le premiaba con un «regalito» de dulce, galletas o helado? ¿Hace usted lo mismo con sus hijos? ¿Cuando le obsequia usted algo a un niño, generalmente contiene azúcar?

Castigo

¿Qué entiende usted por castigo? ¿No es el ser privado de algo? Cuando come algo que engorda, «regalitos» de azúcar, postres almibarados, se está privando a sí mismo de un cuerpo hermoso y una mente saludable.

La definición de castigo es: La sanción impuesta por una ofensa o falta. Puede que usted piense que se está recompensando a sí mismo comiendo los alimentos indebidos, pero lo que en realidad hace es castigarse. Usted puede bromear hablando de las comidas sanas como de un «castigo» pero se equivoca—no hay nada punitivo en comer lo que uno debe.

La Palabra de Dios le proporciona a usted sabiduría en cuanto al modo de comer; la Biblia lo hace inteligente, no lo contrario. Usted ha dejado las imaginaciones vanas, y su corazón no es simple, ni está en tinieblas; va camino a la sabiduría y la hermosura. No profesa por más tiempo ser sabio mientras que en la práctica se muestra a sí mismo que es un necio (Romanos 2.21b, 22); y sabe la diferencia que hay entre castigo y recompensa.

En su diario haga una lista de cosas buenas con las que le gustaría obsequiarse. Puede ser un largo baño de burbujas, una llamada telefónica de larga distancia a un amigo, sentarse en su silla favorita y leer un magnífico libro (con el tiempo que ha ganado al pasar menos tiempo comiendo); quizá sea comprando algo o yendo a alguna parte; apartando algo de tiempo de su ocupado horario para no hacer nada en absoluto; o trabajar en su pasatiempo favorito. No escriba ninguna comida en su lista.

La comida no es su amiga

Esté consciente de que los anuncios de comestibles tienen como único propósito el conseguir su dinero. Si usted pasa más tiempo comiendo y preparando comida que con Jesús, ha escogido el amigo que no debía. Si usted come en cualquier lugar adonde va y en cualquier momento en que se sienta, tiene el compañero impropio. Jesús es su único compañero verdadero y fiel que le ama con amor eterno.

La comida no lo ama

El amor y la comida no tienen nada que ver lo uno con lo otro. A pesar de que nuestras celebraciones y acontecimientos festivos van siempre acompañados de la comida y los banquetes, la comida en sí no es amor. Son las personas quienes representan el amor. Si usted ama la comida porque lo hace sentirse querido del mismo modo que cuando era niño y su mama acostumbraba a alimentarlo, es a esta última a quien debería amar y recordar, y no los alimentos. Su mente y corazón deberían estar basados en el amor a la *gente* y el preocuparse por ella.

La comida no le hace feliz

Dios es su felicidad. La comida es algo que hay que ingerir con cautela y dedicación al Señor, con objeto de guardar saludable el cuerpo que Él le ha dado para que lo cuide.

Usted usa la comida, y no ella a usted

Usted puede decirle a un pastelillo, «No quiero meterte en mi cuerpo, aunque sabrías bueno mientras te comiera. No tienes ninguna utilidad para este cuerpo. No te quiero.» Por el contrario, dígale a una naranja madura y jugosa, «Tu seras provechosa para este cuerpo, y además sabrás deliciosa; te quiero.»

Una miembro de los CV volvía de una cena en la iglesia radiante de gozo y los demás de su grupo estaban ansiosos por saber cómo se había desenvuelto en el asunto.

«Deberían haber visto toda la comida que pusieron en las mesas» dijo.

Ellos asintieron con la cabeza como quienes escuchan noticias desagradables.

«Todo engordaba ... ¡Todo! Mientras pasaba a lo largo de las mismas, sabía que plato tras plato no contenían nada que yo pudiera comer. Yo estaba hambrienta de veras. Podía haber comido un poco de aquella ensalada de frutas con crema batida y me dije, "Bueno, ¿qué otra cosa puedo hacer? Tengo que comer *algo*".»

Si eso todavía no le ha sucedido a usted, alguna vez le ocurrirá en el futuro. Usted se encontrará en circunstancias que hacen inconveniente el permanecer en su nuevo programa alimenticio. Aquella mujer se las arregló de un modo maravilloso.

«Lo único que hice fue decirle a toda aquella comida, "No te quiero; no te comeré. Engordas y no tienes ningún valor nutritivo. Quiero dar a mi cuerpo alimentos que le ayuden a funcionar mejor".»

Entonces, los otros comprendieron por qué estaba radiante. «Así que me comí un montón de verduras crudas de lo más hermosas, sin aderezo, y también un panecillo de afrecho. En total 150 calorías.»

Usted no tiene por qué ser víctima de las circunstancias. Si delante de usted no hay más que comida que engorda, cambie la situación. Nadie lo obliga a usted a comer ese tipo de alimentos que engordan, y si los toma es por su propia elección. No tiene que preocuparse de lo que otros piensen, ni de irse hambriento. Usted no tiene que preocuparse de ser diferente.

¡Recompensa! Nuevas maneras de premiarse

Usted puede cambiar su idea de las recompensas. Estas deberían ser cosas que le hacen *bien*; la próxima vez, concédase como postre algo que sea *bueno* para usted.

Imagínese la siguiente situación: Se halla usted sentado en un restaurante con alguien a quien de veras quiere y admira. Su amigo observa el menú y pide algo grasiento, que engorda y con sólo una pizca de vitaminas o minerales si es que tiene algo. Usted se queda aturdido (siempre había pensado que aquella persona era inteligente); luego, a su vez mira la carta y pide pescado asado sin mantequilla y una gran ensalada con jugo de limón fresco como aderezo. Sencillamente, se ha otorgado a sí mismo una magnífica recompensa. Una *recompensa* es algo que se da o se recibe a cambio de o como premio por un servicio, un mérito, un trabajo arduo. En realidad, usted remunera a su propia persona por permanecer en el programa de alimentación y actuar con sabiduría.

O esta otra: Ha salido usted con amigos delgados que están comiendo cosas insalubres y que engordan y puede elegir entre una ensalada verde y un postre muy dulce. Usted escoge la ensalada y con ello se recompensa a sí mismo. «¡Qué sabia elección!» —piensa para sus adentros, sonriendo mientras mastica una hoja de lechuga—. «Mi recompensa son cosas buenas y un cuerpo más delgado.»

De haberse comido aquel postre tan dulce se habría castigado a usted mismo. Usted no se merece un castigo, sino el ser premiado con cosas buenas—aquellas que le harán más feliz y lucir mejor.

El escuchar al Señor y obedecer Su voz es recompensarse a sí mismo. Cuando lo escucha decir, «No comas aquello», y usted es obediente, puede cantar Sus alabanzas y sentirse maravillosamente bien. Cuando lo oye decirle, «Está bien que comas aquello», y usted obedece Sus instrucciones, recibe una recompensa: el sentirse bien, bendecido, feliz, satisfecho y agradado. Está usted haciendo a Jesús Señor de su vida; Él es quien está ahora en el trono de la misma como soberano, y no usted.

Oración

Padre amado, en el nombre de Jesús renuncio al dominio que los dulces (nómbrelos) han tenido sobre mí. Rechazo la adicción a ellos y su atracción sobre mi persona. No soy ya un amante de los postres, sino que estoy libre por el poder del Espíritu Santo en mí.

Jesús murió por mí en la cruz, para hacerme libre de adicción a las comidas indebidas. Rechazo cualquier atracción e interés por las mismas en el nombre de Jesús.

Padre, dame sabiduría para comprender la diferencia entre la recompensa y el castigo. Ayúdame a escoger el premiar mi cuerpo, en vez de castigarlo.

No culpo mi infancia, ni a ninguna otra persona por mi exceso de peso. Comprendo que nadie me mete a la fuerza el tenedor en la boca—lo hago por mí mismo. Por lo tanto, rompo el dominio que las costumbres y experiencias pasadas han tenido sobre mí, tentándome a comer excesivamente y a ingerir dulces. Ahora, estas cosas me son desagradables y estoy libre de ellas. Han afeado mi cuerpo, y me niego a que sigan teniendo ese poder sobre mí por más tiempo.

En el nombre de Jesús. Amén.

Capítulo doce

Conociendo la voluntad del Señor

Hijo mío (o hija mía), está atento a mis palabras; inclina tu oído a mis razones. No se aparten de tus ojos; guárdalas en medio de tu corazón; porque son vida a los que las hallan, y medicina a todo su cuerpo. (Proverbios 4.20-22)

¡Sabía usted que la obesidad no es saludable? ¿Cuántas veces ha visitado a alguien con una enfermedad muy contagiosa, como la hepatitis o la mononucleosis, y le ha echado los brazos al cuello, abrazado y besado? ¿Cuán a menudo le ha pedido prestado el cepillo de dientes a una persona que tiene gripe?

Probablemente estos ejemplos parezcan inverosímiles, pero hay millones de personas que cada día perjudican su cuerpo de maneras absurdas. Piense de qué formas ha hecho que el suyo estuviera gordo y enfermizo. Considere los montones de patatas fritas que usted ha consumido en su vida, las libras de chocolate y las cantidades de helado. El norteamericano promedio come 43 kilos de azúcar al año—casi 4 kilos al mes—y los dientes, huesos, hígado, corazón, piel y nervios muestran el daño que ello hace.

La Palabra de Dios nos guía a la salud; es nuestra salud. Si usted ama al Señor, el amor por su propio cuerpo (el templo donde mora el Espíritu Santo) le motivan a cuidar sumamente bien del mismo.

La voluntad del Señor es que vivamos honrada y sinceramente. Nuestras acciones y hechos no se deberían esconder detrás de la puerta de la despensa. Dios quiere que nuestra vida sea pura y no es su intención avergonzarnos en ningún momento. Usted puede gritar alabanzas al Señor y cantar, «Aleluya, Jesús es el Señor de mi vida», y diez minutos más tarde escabullirse hacia el refrigerador para beberse a sorbos media lata de nata batida.

Cierta mujer compartía cómo cantaba, «Que mi vida, entera esté consagrada a Ti, Señor...» en el culto de la mañana, pero aquella noche yacía en su cama enferma después de atiborrarse de comida todo el día.

No es la voluntad de Dios que nos suicidemos con un tenedor y una cuchara. Nacimos para comer y no para estar a régimen o atracarnos. Él quiere que nuestro enemigo «Falta de Disciplina» sea destruido en nosotros.

El Señor no quiere que seamos adictos a la comida insalubre y golosinas. Alguna gente toma refrescos en polvo, bebidas gaseosas y otros líquidos azucarados como un narcótico. Comen una dosis regular de galletas y pastelitos del mismo modo que un drogadicto lo hace con los estupefacientes. Una de las diferencias entre ellos, es que el adicto a la comida tiene al alcance de la mano una provisión más fácil y más barata de conseguir.

Para comer los alimentos que Jesús tomaría, se requiere pensar un poco. Recuerde usted que podemos ser víctimas de la publicidad. Nuestra fuente de conocimiento en cuanto a la nutrición no deberían ser los anuncios en las revistas, la televisión o la radio. Aunque la envoltura del pan diga, «Cómalo, es bueno para su salud», no lo compre sin leer lo que contiene. Decida usted si es lo bastante nutritivo para comerlo.

Su voluntad y la de Dios

«Durante muchos años no he sido honesta conmigo misma, ni con Dios» compartía cierta mujer. «Sé lo que es no querer comer algo y sin embargo hacerlo. He estado comiendo cosas como galletas quemadas de una hornada, sólo por no tirarlas. De veras que saben malísimas, y aun así las he comido.»

Los labios de iniquidad engullen galletas quemadas como si no tuvieran calorías, y también se lamen el dedo después de pasarlo por el horde de los sandwiches de los niños. Los labios inicuos devoran lo que queda de comida en las fuentes cuando se quita la mesa, de igual modo que raspan las migajas del pastel de alrededor del mismo y las tragan apresuradamente.

Tres o cuatro galletas quemadas, un poco de mantequilla de maní con jalea y un puñado de migas de pastel, podrían añadir más de 500 calorías a su asignación diaria. Si usted tiene una dieta de 1.000 calorías diarias, en todo eso usted sencillamente habrá ingerido la mitad del total de las comidas, y usted ni siquiera las ha contado.

Una boca falaz se queja. La falacia es la mentira, y *el diablo es mentiroso y padre de mentira*. (Juan 8.44) Cuando usted se queja, está mintiendo, y dice cosas como ésta, «Él puede pedir un rico postre, y yo tengo que comer requesón. ¿Para qué tanto sufrimiento? ¡Es horrible!»

Sin embargo, la *verdad* es, «¡Gloria al Señor, estoy comiendo este delicioso requesón y él, ese postre dañino! Gracias a Dios no tengo que comer como él. Me puedo refrenar; puedo decir no. Gracias, Jesús, por la fortaleza y la ayuda.»

Recuerde que el agradecimiento de su corazón lavará el engaño de las mentiras del enemigo, y no permitirá que su boca vomite falacias. Usted no mentirá, ni se quejará o murmurará. Su corazón reconocido se llenará de amor y gratitud, y aunque tropiece, puede decir, «Lo siento», levantarse otra vez y comenzar de nuevo.

Usted dice alegremente, «Señor, te quiero lo suficiente como para ingerir 1.000 calorías (o las que sean) por día.» No planee ninguna caída; con Jesús no puede perder.

La voluntad de Dios es que no nos contaminemos con los caminos del mundo. Él quiere que seamos:

...llenos del conocimiento de Su voluntad en toda sabiduría e inteligencia espiritual, para que andéis como es digno del Señor, agradándole en todo, llevando fruto en toda buena obra, y creciendo en el conocimiento de Dios; fortalecidos con todo poder, conforme a la potencia

de Su gloria, para toda paciencia y longanimidad; con gozo. (Colosenses 1.9b, 11, 12)

Medite en los versículos anteriores. Escríbalos en su diario. Repítalos una y otra vez. Piense en ellos. Parafraséelos. Estúdielos más. Esas palabras contienen unas promesas y afirmaciones tan magníficas para nosotros, que podríamos pasar por nuestra existencia escudriñando su significado y aplicándolo a nuestra vida.

«Para toda paciencia y longanimidad; con gozo...» ¡Qué palabras! Esto nos dice que el perder peso puede ser algo gozoso. Al permanecer dentro de una cierta asignación de calorías estamos ejercitando la longanimidad y paciencia viendo cómo los kilos van disminuyendo, mucho más despacio de lo que nosotros quisiéramos. ¡Es un gozo!

Cuando está considerando la voluntad de Dios para usted, piense en Su voluntad diaria. ¿Qué es lo que desea Él de mí hoy? Luego, de acuerdo con los versículos de más arriba, a medida que sea usted lleno del conocimiento de Su voluntad en toda sabiduría e inteligencia espiritual, sabrá por qué es importante obedecerle. Tome una página separada de su diario, trace una línea vertical en el centro del papel, y en un lado escriba: La voluntad de Dios para mí hoy es que yo... y en el otro, ponga la sabiduría e inteligencia espiritual que ganará, bajo las palabras:

¿POR QUÉ?

He aquí un ejemplo:

Cuadro de «*La voluntad de Dios para mí, hoy*»

La voluntad de Dios para mí hoy es que yo:	¿Por qué?
1. Permanezca fiel a mi asignación de calorías.	Así seguiré en comunión íntima con Él, tan próximo al Señor que pierda la compulsión a comer en exceso.
2. Llene todos los días mi registro de calorías.	
3. Sea responsable por lo que coma.	
4. Empiece hoy a rebajar los últimos nueve kilos para alcanzar el peso que me he puesto por objetivo.	Así le glorificaré, y seré un hermoso testimonio de Su poder en mi vida.
5. Tenga un rato prolongado de «devocional diario con Él» y pase por alto la televisión.	Porque cuando pierdo mi «tiempo devocional diario», o lo hago rápidamente, no absorbo la fuerza suficiente para vencer la tentación a comer en exceso (cuando no me ocupo de la Palabra, como más.)
6. Haga algo creativo que me guste (coser, carpintería, cerámica, pintura)	Así me divertiré y relajaré, y tendré un sentimiento de realización (cuando me siento aburrido o inútil tiendo a comer.)
7. Acabe una tarea o un encargo que haya propuesto.	Porque de esta manera me quitaré la frustración (cuando me siento frustrado, como, y el trabajo sin terminar que se amontona, me frustra.)

Aprendemos la voluntad de Dios conociendo Su Palabra. Cuánto más medite en la Biblia, tanto más de Él, Su mente, Sus propósitos, Su sabiduría, Su comprensión y Su plan eterno para con usted, tendrá en su vida.

Usted no puede obedecer Su voluntad a menos que la conozca. Jesús dijo, *«Porque todo aquel que hace la voluntad de mi Padre que está en los cielos, ese es mi hermano, y hermana, y madre»* (Mateo 12.50), mostrándonos cuán cerca podemos estar de Él cuando conocemos Su voluntad.

La voluntad de Dios la conocemos mediante la Biblia. Por la Palabra, por ella sabemos cómo actuó, habló, oró, pensó... Jesús. Él es nuestro modelo. El Señor dijo, *«Porque el que me envió, conmigo está; no me ha dejado solo el Padre, porque yo hago siempre lo que le agrada.»* (Juan 8.29) Su deseo es que le seamos agradables.

El Señor quiere que usted adquiera sabiduría e inteligencia en cuanto al cuidado de su cuerpo y de los cuerpos de sus seres queridos.

La comida del mundo y la del Reino

Las comidas que han contaminado nuestro cuerpo son aquellas que han apelado a nuestra carne, no a nuestro espíritu. La Biblia nos dice que vivimos en un mundo sojuzgado por el pecado, pero que somos criaturas nacidas de nuevo, «no de este mundo», y no para ser dominadas por el mundo y sus maneras de hacer las cosas. Jesús oró a Su Padre (en Juan 17.14) *«Yo les he dado (a usted y a mí) Tu palabra; y el MUNDO los aborreció, porque no son del mundo, como tampoco yo soy del mundo.*» (mayúsculas de la autora)

¿Piensa usted que ese paquete de chocolates de la tienda de caramelos lleva escrito su nombre? ¿Lo están llamando a usted personalmente hacia sus puertas los olores que salen de la pizería?

El Señor no le pidió al Padre que apartara de usted esos aromas y esas vistas tentadoras; sino que le guardara de sucumbir a los mismos.

No ruego que los quites del mundo, sino que los guardes del mal. No son del mundo, como tampoco yo soy del mundo. (Juan 17.15–16)

Y cuando usted está a punto de lanzarse de cabeza dentro de las golosinas que tiene su hijo en la bolsa—una táctica del mundo dirigida desde el «Cuartel General de la Destrucción»—escucha: «tNo necesitas ser víctima de eso. Confía en Mí. Yo he vencido mundo. He vencido las comidas festivas y las golosinas.»

Alice acostumbraba a hacer galletas para la familia y luego a comérselas todas antes de que los niños llegaran del colegio. Cuando los niños llegaban de la escuela, percibían el aroma de las galletas, pero no encontraban ninguna. Alice tenía que hornear algunas hornadas más para no enfrentarse con la vergüenza de lo que había hecho.

De tal manera amó Dios al mundo (a usted y a mí, que vivimos en el mismo mundo en medio de sus caminos e influencias), que envió a Su único Hijo, Jesús, a morir en la cruz por nosotros y para que creyendo en Él tuviéramos vida eterna y poder y fortaleza para vivir cada día por encima de los afanes de este siglo.

El mundo ofrece una selección terrible de cosas que darle a su cuerpo—incluso supuestos productos de pocas calorías, que son tan dañinos para el mismo como los azúcares, las féculas y las comidas elaboradas por procedimiento industrial. Los dulcificadores artificiales, los químicos, los aditivos, y los preservantes han sido durante mucho tiempo una afrenta para los especialistas en nutrición, quienes publican gruesos volúmenes acerca de sus peligros para el cuerpo humano.

Le sugerimos que si usted está acostumbrado a poner azúcar en su bebida caliente, por favor no cambie a la sacarina o a un endulzante químico como substituto. Intente comer más azúcar natural de la fruta fresca, y cocinar con miel, jarabe de arce, jarabe de sorgo, melazas (¡pero cuente las calorías! una cucharada sopera de miel equivale a 65) y jugos de frutas frescas.

Tenga valor, anímese, esté contento, ¡Regocíjese! Jesús ha vencido al mundo; ha vencido al azúcar, los dulces, las féculas, los edulcorantes químicos—todos esos productos empalagosos estudiados para cargar sus venas de colesterol y llenar sus órganos de grasa y enfermedad.

Porque todo lo que hay en el mundo, los deseos de la carne, los deseos de los ojos, y la vanagloria de la vida, no proviene del Padre, sino del mundo. Y el mundo pasa, y sus deseos; pero el que hace la voluntad de Dios permanece para siempre. (1 Juan 2.16–17)

Usted es un hijo de Dios, y libre para comer alimentos que nutran su cuerpo y lo hagan robusto. El mundo entero se encuentra bajo el poder del Maligno, pero usted ya no es una víctima del mismo ni de sus comidas que engordan.

La comida del Reino

Alimentos con proteínas:

Pescado (no empanado o frito en grasa), sino fresco o congelado, asado, hervido o cocido al vapor.

Conservas de atún en agua, salmón y sardinas.

Pollo (sin piel), o pavo asado, hervido o cocido al vapor.

Huevos frescos escalfados, hervidos, cocidos o fritos en un sartén de teflón, o revueltos con queso.

Requesón (de pocas calorías).

Quesos (no procesados).

Carnes magras.

Pan, panecillos y cereales (a elegir entre una gran variedad, todo ello integral).

Germen de trigo y salvado.

Banquete de vitaminas y minerales:

Verduras frescas de todo tipo, servidas en docenas de magníficas combinaciones de ensalada.

Aderezos caseros, preparados con ingredientes naturales.

Verduras hervidas o cocidas al vapor, para comer calientes y crujientes, sin mantequilla o con muy poca. Deleitosa fruta fresca de todo tipo, para comer cruda o cocida en innumerables combinaciones deliciosas o por separado.

Bebidas de jugos de fruta fresca o de verduras, sin añadir azúcar.

Ya no somos ignorantes de los nocivos efectos del azúcar y los edulcorantes artificiales en nuestro cuerpo, ni esta información es secreta.

Un hombre cuenta cómo predicaba a sus hijos acerca de los peligros del tabaco: «Miren la advertencia que hay en el paquete de cigarrillos»[6] les decía. Luego, miró la etiqueta de su «bebida gaseosa dietética» endulzada artificialmente. También en aquella había un aviso, y se dio cuenta de que su responsabilidad como creyente no consistía sólo en estar informado, sino también en responder debidamente a dicha información.

---

[6] En los Estados Unidos, los paquetes de cigarrillos llevan impresa la advertencia de que el tabaco es peligroso para la salud.

Es un hecho conocido que las sobredosis de edulcorantes artificiales producen cáncer en los animales según las pruebas de laboratorio. El uso prolongado de los mismos en las dietas de los niños podría dar como resultado el cáncer cuando ellos sean adultos.

Pero, antes de que se lleve las manos a la cabeza y grite, «¡Ya no hay nada que se pueda comer! ¡Todo produce cáncer!», pongamos el asunto delante del Señor. ¿Qué significan estos hechos para nosotros como creyentes, y que nos dice Dios acerca de los mismos? Los CV no le piden a usted que deje de ingerir comidas dañinas, sino que hable con el Señor acerca de su responsabilidad a la luz de los hechos conocidos.

Usted debería sentirse contento consigo mismo. Dios le ama maravillosamente. *«"No se apartará de ti mi misericordia, ni el pacto de mi paz se quebrantará", dijo Jehová, el que tiene misericordia de ti.»* *(Isaías 54.10b)*

Siéntase contenta consigo mismo, y no le quite lo divertido al comer. Disfrute de las comidas saludables ricas en vitaminas. Deje que su cuerpo, alma y espíritu glorifiquen al Señor.

Oración

Gracias, Jesús, por la comida del Reino, que hace que mi cuerpo sea enérgico, lleno de vitalidad y fortaleza. Gracias, Señor, por los alimentos del Reino, que forman los músculos, restauran los tejidos gastados, hacen las huesos, los dientes, las encías, el pelo y la piel sanos y fuertes.

Te doy gracias, Jesús, por el poder para vencer las labios de iniquidad. Gracias por derrotar al mundo por mí. Gracias, Señor, por el poder para resistir la atracción de las comidas del mundo.

Jesús, te estoy agradecido por el poder de Tu Palabra en mi vida. Gracias por Tus promesas que se están haciendo realidad para mí. Gracias por Tu maravillosa Biblia que se ha convertido en salud para todo mi cuerpo, exactamente como dijiste que sería.

Te amo.

_____

(su nombre)

Capítulo trece

El presupuesto de las calorías y la nutrición

Ahora que usted ya es experto en cuanto a las comidas indebidas, querrá presupuestar sus calorías en grupos de alimentos. Decida cuantas calorías va a gastar en proteínas cada día, y cuantas en fruta, cereales, verduras y jugos.

Es necesario saber el contenido nutritivo de los alimentos para conocer cuales son las mejores fuentes de los diferentes nutrientes que el cuerpo necesita. Cuanto más variada sea su dieta, tanto mejor. *Todas* las substancias nutritivas son esenciales para la buena salud y alimentación.

Un error muy corriente entre las personas que siguen regímenes alimenticios al planear las comidas, es el hacer hincapié en un cierto tipo de alimentos excluyendo otros. Si usted concentra su programas nutritivo sólo en uno o dos tipos de comidas, sufrirá una falta de los elementos necesarios que incluyen *las proteínas, las grasas, los hidratos de carbono, las sales minerales y las vitaminas,*

—todos ellos indispensables para que su cuerpo funcione a las mil maravillas.

A medida que los tejidos del cuerpo se deterioran, las impurezas de los mismos se eliminan, y aquellos son sustituidos por los alimentos que usted come. Si en su dieta falta un elemento esencial, será la salud de su cuerpo quien pague las consecuencias.

Las proteínas (pescado, huevos, polio, pavo, queso y carnes magras) suministran aquellos elementos que forman los músculos y actúan como combustible para obtener la energía. *Los hidratos de carbono y las grasas* (alimentos proteínicos, alimentos integrales y azúcares naturales) proveen calor y energía para el sistema físico e influyen en el metabolismo de las proteínas. *Las vitaminas y los minerales* (frutas y verduras), juegan un papel esencial manteniendo el metabolismo en buenas condiciones de trabajo.

Las proteínas

La palabra *proteína* se deriva del termino griego que significa «ocupar el primer lugar». Las comidas a base de proteínas son de mayor importancia en la dieta. El cuerpo necesita los hidratos de carbono y la grasa que se encuentran en los alimentos ricos en albuminoides. (No nos referimos a la grasa de un filete de carne seboso o de una hamburguesa, o a la mantequilla derretida que hay en las palomitas de maíz. En la manteca o en el sebo no hay absolutamente ninguna proteína.)

Algunas proteínas son de una calidad superior a otras.

Por ejemplo, el pescado se aproxima a la carne en el contenido proteínico, y la calidad de éste es superior a la de la carne.

El Consejo de Alimentos y Nutrición de los Estados Unidos recomienda la siguiente asignación diaria de proteínas para los adultos: 65 gramos para un hombre que pese 69 kilos, y 55 para la mujer de 58. Esto significa aproximadamente 0,9 gramos por cada kilo de peso del cuerpo. Calcule su dieta de proteínas en base a su peso *ideal*, no a lo que pesa en realidad.

El doctor George Watson, autor de *Nutrition and Your Mind* (La nutrición y su mente), cree que la asignación diaria recomendada de casi un gramo de proteína por cada kilo de peso del cuerpo es adecuada para satisfacer la mayor parte de las necesidades del mismo.[7]

Los expertos en nutrición afirman que la cantidad de proteínas que se ingiere debe ser mayor cuando se está perdiendo peso, pero no ha de exceder a los 100 gramos diarios.

Por su valor biológico más alto, las mejores fuentes de proteínas son las de productos animales: como la leche, los huevos, el queso, la carne, las aves de corral y el pescado. Tres de dichos alimentos por sí solos pueden proveer 51gramos de proteína: medio litro de leche, un huevo y 110 gramos de carne o sustitutos de la misma (pescado, aves de corral, queso).

Los cereales tales como el trigo, las semillas de soya, el

[7] Watson, Dr. George, *Nutrition and Your Mind* (Bantam Books) Nueva York, 1974.

maíz, el arroz, así como las nueces, los guisantes, las judías, las lentejas y los cacahuates, proveen una segunda fuente de proteínas.[8]

No es prudente seguir las dietas para adelgazar que abogan por comer únicamente alimentos a base de proteínas. Aquellas no sólo impiden que su cuerpo reciba las valiosas vitaminas y los minerales que necesita para funcionar como es debido, sino que además, los especialistas en nutrición consideran el exceso de proteínas como un peligro para la salud—debido al ácido úrico y a las substancias tóxicas que producen fermentación. Demasiadas proteínas dan como resultado la putrefacción dentro del cuerpo, y demasiados hidratos de carbono la fermentación (¡ahora puede entender por qué Dios amonesta a que evitemos los excesos!)

Conciencia alimenticia

Es importante que usted sea consciente en cuanto a la nutrición. La falta de información abunda por todas partes. Suponga que un día alguien le dice que las cáscaras de los plátanos que usted se come son un alimento milagroso y que el ingerir treinta diarias le añadirán años de vida. Otra vez, puede que oiga que si se come un montón de semillas de sandía al día su pelo se pondrá fuerte y crecerá. O imagínese que cierta persona le dice que el azúcar no le hará daño, y que ésta lo único que hace es pasar por el cuerpo. O puede que escuche decir, «No necesitas proteínas tres veces al día», o «No importa saltarse comidas, así pierde peso uno», o «Tomar vitaminas suplementarias no ayuda al

---

[8] Null, Gary y Steve, y el Equipo del Instituto Americano de la Nutrición, *Protein for Vegetarians* (Jove Publications), Nueva York, 1978.

cuerpo en absoluto.» Todas estas afirmaciones, no sólo son graciosas, sino incorrectas.

Es importante que usted esté al tanto de lo que pasa en el terreno de la nutrición para que pueda desarrollar su propio programa con sabiduría y verdad. Con objeto de que su cuerpo esté saludable y fuerte, necesita estar informado y actuar inteligentemente en lo relacionado con la comida y sus substancias nutritivas. La salud y un cuerpo delgado son cosas que no siempre ocurrirán por accidente—usted hace que sucedan.

Una enfermedad común de las personas obesas es que *no quieren* saber acerca de la alimentación, porque ello traería como consecuencia el cambiar sus hábitos para comprar y comer. Usted ha pasado ya ese punto en su nuevo camino hacia la esbeltez y la salud. Ya se ha comprometido a perder peso; ahora está aprendiendo cómo hacerlo de una manera sabia. Está aprendiendo a ser de bendición para su cuerpo.

Usted ha empezado a tener conciencia de:

1. Cómo las funciones del cuerpo utilizan cada substancia nutritiva de la comida.

2. Cuáles son los requisitos para la salud y vitalidad óptimas del cuerpo.

A continuación encontrará una guía para la alimentación diaria publicada por el Departamento de Agricultura de los Estados Unidos, la cual le muestra claramente que cada substancia nutritiva es importante para su salud.

Una guía para la comida diaria[9]

Productos lácteos *(tazas de 240 ml.)*

- Dos o tres tazas para los niños menores de nueve años. Tres o más tazas para aquellos entre los nueve y los doce.

- Cuatro tazas o más para los adolescentes.

- Dos tazas o más para los adultos.

- Tres tazas o más para las mujeres encintas.

- Cuatro tazas o más para las madres que están amamantando.

Carnes

Dos o más raciones. Cuente como una ración:

- 130 a 200 gramos de carne magra cocinada de vaca, ternera, cerdo, cordero, aves de corral y pescado—sin huesos.

- Dos huevos.

- Una taza de judías, guisantes o lentejas cocinados. Cuatro cucharadas soperas de mantequilla de maní.

Verduras/Frutas *(raciones de 1/2 taza o una fruta)*

---

[9] *Consumers All Yearbook of Agriculture*, 1966, Departamento de Agricultura de los Estados Unidos, Washington, D.C., 1965, p. 394.

Cuatro o más raciones diarias, incluyendo:

- Una ración de fruta cítrica, o de otra fruta o verdura que sea una buena fuente de vitamina C; o dos raciones de equivalente.

- Una ración, por lo menos cada dos días, de verdura de color verde oscuro o amarillo intenso por el contenido de vitamina A.

- Dos o más raciones de otras verduras y frutas, incluyendo patatas.

Grupo de los Panes/Cereales

Cuatro o más raciones al día (integrales o enriquecidos). Cuente como una ración:

- Una rebanada de pan.

- 30 gramos de cereal instantáneo.

- 1/2 taza, o 3/4 de taza de cereal cocido, harina de maíz, maíz a medio moler, macarrones, tallarines, arroz o fideos.

Los CV recomiendan una dieta adaptable a cualquier límite de calorías diarias, la cual se encuentra al final de este libro, y que será para usted como una introducción a una manera de comer más sencilla. Probablemente usted quiera usarla para guiar su asignación diaria de calorías. Es importante que se alimente de un modo equilibrado todos los días, y que no se salte ninguna comida.

Por qué el saltarse las comidas no le ayuda

Cada una de ellas (particularmente las que tienen gran contenido de proteínas) aumenta el metabolismo y quema los depósitos de grasa. Por lo general haciendo tres comidas altas en proteínas, se pierde peso antes que si omite alguna o sigue un régimen que lo mata de hambre. Las proteínas tres veces al día mantienen alto el nivel del azúcar en su sangre y ayudan a prevenir los dolores causados por el hambre. Cuando usted come tres veces diarias su cuerpo utiliza la comida ingerida de un modo constante y regular. Así se reparan los tejidos deteriorados, se libera y utiliza energía, y su organismo funciona de una manera ordenada, como Dios lo planeó.

Oración

Amado Señor, ayúdame a desarrollar interés por la nutrición y por aquello que mi cuerpo necesita para funcionar de un modo correcto para Tu gloria. Escojo ser sabio en mi manera de comer, así como Tu sabiduría en cuanto a las comidas que doy a mi organismo.

Confieso mis viejas costumbres de comer demasiado de cierto tipo de alimentos excluyendo otros, y renuncio a ellas. Confieso que en ocasiones me he saltado algunas comidas, atracándome en las siguientes, a lo cual también renuncio. Confieso que he sido ignorante en cuanto a la nutrición y a la manera cómo se debe comer, y renuncio a dicha ignorancia. También he sido perezoso e irresponsable en lo concerniente a preparar comidas, y renuncio a lo mismo.

Señor, confieso que he comprado comidas llevado por la avidez y la glotonería, en vez de hacerlo con sabiduría e inteligencia; también a esto renuncio. He sido terco y rebelde contra Tu plan divino en lo que respecta a mi alimentación y salud, y renuncio a ello. Confieso la codicia de mi carne y apetito, y renuncio a la misma. Renuncio asimismo a los anhelos por aquellas comidas que son dañinas para mi cuerpo.

Me niego a ser amigo del sistema y de las comidas del mundo. Escojo comer la comida del Reino para la gloria de Dios.

En el nombre de Jesús. ¡Amén!

Someteos, pues, a Dios; resistid al diablo, y huirá de vosotros. (Santiago 4.7)

Capítulo catorce

Cómo lograr dominio propio cuando uno piensa que no lo tiene

Carolyn era antes una fumadora empedernida que consumía hasta cinco paquetes de cigarrillos diarios, y también bebía mucho. Cuando recibió a Cristo como Salvador, le entregó su vida al Señor, permitiéndole que llevara a cabo Su voluntad en ella. Las primeras cosas de las que quería ser liberada eran del tabaco y de la bebida, y en cierta ocasión mencionó cómo Dios la ayudó de un modo maravilloso a vencer el vicio del fumar. Oró pidiéndole que la librara de los cigarrillos, y Él lo hizo. Abandonó el tabaco «en frío», pasando de golpe de cinco paquetes a ninguno.

La siguiente cosa de la que quería deshacerse era de la bebida. Sabía que si no lo hacía podía convertirse en una alcohólica. El beber había llegado a ser para ella un modo de vida, y le gustaba demasiado para quedarse dentro de los límites seguros de la moderación.

Así que simplemente lo dejó. Ahora bebe jugos de frutas y verduras. Ella dijo, «No puedo decir que dejar de fumar y beber fuera tan difícil. Renuncié a esas cosas por amor de Jesús, y me sentí muy bien en cuanto a ello.»

Pero Carolyn está malhumorada y deprimida, diciéndose a sí misma que es un fracaso. «No tengo dominio propio. Estoy obesa y parece que sencillamente no puedo dejar de comer.»

Ya ve usted lo equivocada que está ella. Con la ayuda del Señor se ha deshecho con éxito de dos enormes fortalezas que el enemigo tenía en su vida, y ahora tiene la oportunidad de liberarse de una tercera, pero en lugar de considerar su obesidad como una oportunidad, la ve como una maldición.

Helen O. tenía el vicio de emplear un lenguaje sucio, lo que le había valido el apodo de «Boca Inmunda». Juraba y maldecía lanzando una corriente tan rápida de obscenidades, que hasta ella misma sentía repugnancia. «Era terrible. Cada vez que abría la boca maldecía. Entregué mi corazón a Jesús y al principio no pasó nada en cuanto a mi lenguaje; pero luego, gradualmente, cuando le pedía que me ayudara a dejar de maldecir, Él empezó a hacerlo. Me apliqué a ello y lo abandoné por completo. Ahora, ni siquiera digo "diablos" o "maldita sea". Gracias a Dios, soy libre; aquello era como vivir en el infierno y hablar el lenguaje de alli.» Pero Helen O. se desespera en lo concerniente a los nueve kilos de más que pesa. «Parece sencillamente que no tengo dominio propio alguno» expresa.

Acerca del dominio propio hemos de comprender tres cosas.

En primer lugar: Dios es el dador de todos los dones, y el fruto del Espíritu lo produce Su presencia en usted. Un fruto se logra. El dominio propio es uno de los frutos del Espíritu Santo.

En segundo lugar: Cuando le pedimos al Señor que haga algo en nuestra vida, Él lo realizará con nuestro permiso y esfuerzo (véase «Su voluntad y la de Dios», capítulo 12). Si usted le pide a Dios que lo ayude a llegar a tiempo a la iglesia, Él no puede hacerlo muy bien si usted no sale de la cama cuando Él lo despierta. El dominio propio consiste en decirse a uno mismo, «¡YO! ¡Sal de la cama!»

En tercer lugar: El dominio propio es algo que usted ejerce cada día de su vida. Usted gobierna sobre su «yo». Para leer este libro era necesario que lo tomara, volviera las hojas, pusiera su vista en las páginas y descifrara las palabras. Así que ha ejercido dominio sobre su yo. Nadie lo ha hecho por usted, y si alguien le está leyendo esta obra, todavía son sus oídos los que escuchan. Es usted quien manda.

Si usted piensa que no tiene dominio propio en su vida porque está obeso, eche un vistazo a aquellos aspectos de la misma en las que gobierna usted:

____   ¿Sale de la cama cuando suena el despertador?

____   ¿Llega a tiempo al trabajo?

____   ¿Contesta el teléfono cuando suena?

_____   ¿Paga las facturas?

_____   ¿Hace decisiones?

_____   ¿Se lava los dientes?

_____   ¿Se baña?

_____   ¿Resiste el apremio a hacer algo que le gustaría porque sabe que no debe?

Si usted puede decir SÍ a estas cosas, ya ve que no le falta dominio propio en su vida. ¡Lo tiene a manos llenas!

Haga una lista de algunas de las malas costumbres y de las indulgencias con los apetitos de la carne a las cuales ya ha renunciado en su vida (como drogas, tabaco, alcohol, maldecir, mentir, chismear, engañar, robar, comerse las uñas, mojar la cama, chuparse el dedo, rascarse, dormir en exceso, llegar tarde por costumbre, pensamientos lascivos). Pase tiempo meditando en esa lista. Si puede poner *una* cosa en su propia lista, ha probado que tiene dominio propio.

Ahora, deje salir ese dominio propio a la superficie y haga que trabaje para usted con respecto al peso de su cuerpo.

La glotonería pertenece al mismo grupo que las indulgencias mencionadas en la lista anterior. Cuando Carolyn dice, «Tengo la victoria sobre el fumar y beber, pero no sobre el comer en exceso», no es muy exacta. La verdad es que tiene victoria en los tres, porque de hecho son una misma cosa. Si puede dejar el tabaco y la bebida, también puede abandonar el comer en exceso. Mucha gente continúa ingiriendo demasiada comida porque realmente *todavía* esta fumando y bebiendo por medio de ello.

Usted *tiene* dominio propio y se está mintiendo a sí mismo si dice que no es así. Cuando examina los versículos de la Biblia que expresan, «*Sobre toda cosa guardada, guarda tu corazón; porque de él mana la vida*», y «*Tus ojos miren lo recto, y diríjanse tus párpados hacia lo que tienes delante.*» (*Proverbios 4.23, 25*) Usted está leyendo acerca del dominio propio; cuando toma una decisión, ejerce dominio propio. En el momento en que usted pone esfuerzo en hacer algo que es difícil, está usando dominio propio.

¿Qué es lo que me da dominio propio?

Por favor, dese cuenta que usted tiene dominio propio. Usted lo utiliza todos los días en una forma u otra. Dios trae el dominio propio a su vida de diversas maneras. Puede que algunas no le gusten, pero otras sí. ¡Gracias al Señor por el privilegio de aprender a tener dominio propio!

El Salmos 119.65–68, dice:

Bien has hecho con tu siervo, oh Jehová, conforme a tu palabra.

(En la Palabra de Dios se encuentra cualquier cosa que pudiéramos necesitar en esta vida para enseñarnos y guiarnos a realizar todo lo que nos llene de *gozo*. Él nos trata bien.)

Enséñame buen sentido y sabiduría, porque tus mandamientos he creído.

> (Enséñame, Señor, porque pude dejar de comerme las uñas, pero no puedo hacer lo mismo con el comer en exceso.)

Antes que fuera yo humillado, descarriado andaba.

> (Antes de amontonar toda esta grasa en mi cuerpo, me alejé mucho del dominio propio y de la piedad y comí en exceso.)

Mas ahora guardo Tu palabra.

> (Tu palabra para mí es que coma _____calorías al día y pierda _____ kilos.)

Bueno eres Tú, y bienhechor.

> (Si alguien echa todo a perder, soy yo. Pero, gracias Jesús, porque TÚ me perdonas cuando lo hago.)

Enséñame tus estatutos.

> (Ahora estoy lo bastante desesperado y afligido, y con suficiente grasa, como para querer oír Tu voz y conocer tu voluntad para mi cuerpo.)

Bueno me es haber sido humillado, para que aprenda tus estatutos. (Salmos 119.71)

> (Nunca pensé que pudiera haber nada bueno en estar

gordo, pero, Señor, ésto es lo que me ha traído al punto en mi vida en el cual estoy dispuesto a conocer Tu voluntad, Tu ley, Tus estatutos. El ganar peso ha sido beneficioso para mí, para que a través de mi obesidad y gordura pueda llegar a ser un creyente mucho más poderoso que de otro modo no hubiera escogido ser.)

Cierta mujer parafraseó el versículo 71 para que dijera: «Por que soy gorda estoy aprendiendo acerca del dominio propio; puedo alcanzar la madurez que el Señor me ofrece *más rápido* que si no fuera gruesa. Me ha sido bueno el haber sido afligida con la obesidad, con objeto de poder alcanzar una posición tan maravillosamente próxima a Dios.»

Este es un lugar maravilloso para estar con el Señor. *«Me regocijaré en tus estatutos» (Salmos 119.16a)*, es el nuevo cántico de su vida. Deléitese con su vaso de agua mientras todos los demás están comiendo torta de chocolate; como también con su carne magra, pollo asado, pescado, verduras y frutas frescas, cereales integrales, huevos frescos y quesos. ¡Qué *delicia* pesarse cada semana y ver cómo Dios va quitando con su cincel la grasa de su cuerpo!

La manera de conseguir dominio propio cuando usted piensa que no tiene, es:

1. Dese cuenta de que tiene dominio propio.

Es sencillamente falso el decir que no lo tiene. Usted lo pone en práctica cada día de su vida. Está ejerciendo dominio propio ahora mismo al leer este libro; se está diciendo a sí mismo lo que debe hacer y lo está llevando a cabo.

2. Deje de ser duro consigo mismo.

Dios conoce su condición. Sabe que usted es un ser humano dotado de las características del hombre. «*Jehová ... atiende al humilde*» dice el Salmo 138.6. «*Él es el que en nuestro abatimiento se acordó de nosotros*» *(Salmos 136.23).* «*Jehová guarda a los sencillos; estaba yo postrado, y me salvó.*» *(Salmos 116.6)*

David agonizaba en una súplica tras otra para que el Señor lo liberara de sus problemas y debilidades. Sabía que sin la ayuda de Dios no podía vencer ninguna batalla ni triunfar en ninguna lucha. Lo reconocía porque entendía que como ser humano sencillamente no estaba equipado para hacerlo en sus propias fuerzas. El Señor nos dice esta profunda verdad: que *(Su) poder se perfecciona en la debilidad. (2 Corintios 12.9)*

«DIGA EL DÉBIL: ¡FUERTE SOY!»—grita desde los cielos. (Joel 3.10)

3. Regocíjese en el dominio propio que tiene.

Dese a sí mismo una palmadita en la espalda, cerébrelo. Cada vez que aleja de usted el plato de galletas, sonríase de manera cordial; hágase un gesto cariñoso de asentimiento. Diga para sí: ¡Felicitaciones! En cada ocasión en la que pida una ensalada cuando todos los demás están comiendo algo pesado y cargado de calorías, celebre su sabia elección con un largo y pausado pensamiento acerca de sí mismo. ¡Regocíjese cada vez que se levante de la mesa en vez de comer el postre!

¿Cuándo fue la última vez que dijo: «¡Viva yo!» o «¡Lo conseguí!» o «¡Felicitaciones!»? Empiece a decir esas cosas acerca de sí mismo. ¡Usted es magnífico!

¡Sí que tiene dominio propio!

Oración

Gracias amado Jesús, por el dominio propio que tengo. Gracias, Señor, porque éste es el resultado de Tu presencia en mí.

Ahora, en el nombre de Jesús, escojo ejercer este fruto del Espíritu Santo de una manera más dinámica que nunca antes en mi vida. Libero dentro de mí las fuerzas y habilidades que Dios me ha dado y que no he utilizado hasta ahora, y reclamo el dominio propio para que se manifieste de un modo prominente en mi experiencia.

¡Escojo ejercer dominio propio en el área de la comida! Escojo demostrarlo en cuanto a lo siguiente: (Haga una lista de las comidas que han sido su debilidad.)

_____ _____

_____ _____

_____ _____

_____ _____

¡En el nombre de Jesús tengo la victoria sobre dichas tentaciones! Amén.

Capítulo quince

¿Qué hacer cuando lo echa todo a perder?

¿Qué ha pasado? ¿Dice que acababa de orar pidiendo dominio propio y que había hecho una lista de comidas que engordan que nunca más permitiría que vuelvan a tocar sus labios y que luego usted ... usted ... ? ¡Oh, no! ¿Que comió *qué*?

Se siente desdichado y su rostro está cubierto de culpa. Tiene el estómago mal y también la cabeza y los dedos de los pies. Sencillamente, le gustaría hacerse una bola y convertirse en la perilla de una puerta.

«¿De qué vale?» se pregunta. «No hay esperanza. Todo es derrota y fatalidad. ¿Oh, Dios, por qué nací?» interroga (y si no lo hace, se lo está preguntando). «¡Qué cruz tan horrible es ésta del comer en exceso la cual tengo que llevar. ¿Por qué Dios sencillamente no me la quita? ¿Dónde está Él cuando lo necesito?»

¡Cuánta infelicidad y desaliento!

¡Eh! ¡Espere un momento! Dice que lo ha echado todo a perder, pero no es la primera vez—también le ocurrió la semana pasada y la anterior. ¿No es así?

Bueno, eso sólo prueba una cosa, ¿verdad? Que es usted un ser humano y que estos son débiles en sí mismos; también que tiene las fuerzas suficientes para levantarse y empezar de nuevo, porque el Señor nos dice: «Diga el débil, fuerte soy.»

¿Qué no puede hacerlo? ¿Qué se siente demasiado vil? De hecho, se siente tan abominable que le gustaría ir a comer algo; así la culpabilidad que ya experimenta tendría un poco más de culpa para hacerle compañía y usted podría sentirse incluso más desdichado que ahora. Cuanto más infeliz se siente, tanto más come y cuanto más come, tanto mayor es su desdicha.

¡Directamente del abismo!

Imagínese a sí mismo pasando cerca de una de sus pastelerías favoritas de antaño. En el pasado no podía resistir la tentación de entrar, comprar algo y comérselo. Pero ahora, desde que empezó su nuevo programa alimenticio, no ha estado en la misma ni una sola vez; ni ha comido ninguna de esas cosas. Ha tenido un dominio propio maravilloso. Sin embargo, hoy es ya pasada la hora de la comida y no ha tomado mucho desayuno, y los olores de la repostería son intensos en el aire...

Una voz tentadora en su oído le dice: «¿Por qué no comes algo de la pastelería? No te hará daño. Ven, puedes considerarlo como tu comida del mediodía;

además, has tenido un desayuno tan minúsculo ... ¿No te sientes débil? Pues claro, lo que necesitas; es un pequeño tentempié.»

Usted intenta objetar: «Pero, he hecho un compromiso. He ... he...» ahora ya está pasando por delante de la puerta. La vocecilla en su oído dice, «Mira esos pasteles recién hechos. No, no vuelvas la cabeza. ¿Qué daño puede hacer una mirada rápida? ¡Mira! ¡Tu pastel favorito! ¿Recuerdas cómo en los viejos tiempos podías comer de esos de una vez?»

Usted se vuelve, lo mira y lo codicia. Ahora usted está tragando saliva. «Eso es» prosigue la vocecita, «¿no tienen un aspecto delicioso? ¿Por qué no entras? ¡Podrías comprar algo y llevarlo a casa para la familia!»

Ya está. ¡Pues claro! ¡Lo hará para otros! Así que entra disparado en la tienda, con sus ojos brillando de emoción, compra una brazada de productos de la pastelería y sale tropezando, diciéndose bueno que es por pensar en los demás antes que en sí mismo.

Al llegar a la esquina siguiente ya se ha comido dos rosquillas cubiertas de chocolate y para cuando se halla en la parada del autobús o en su automóvil, ha acabado también con la mitad de las galletas.

La vocecilla no le dice mucho ahora; de vez en cuando, mientras usted mastica, le parece oír una risa desagradable.

Cuando llega a casa, ya se ha comido el pastel y las barras de frutas. Sólo quedan dos rosquillas, ni más ni menos. No quisiera hacerlo pero no tiene más alternativa que comérselas también; así que antes de salir del auto devora aquellas dos restantes.

Ahora vuelve a oír la voz. Allí está, alta y clara. La escucha mientras entra tambaleándose en su casa como lo haría un borracho. «¡Gordo, ahora has caído!» Usted se siente muy mal. «¡Oh, no! Caí» repite.

Aquella voz dice despectivamente: «¡No tienes ni una pizca de dominio propio! ¡Eres un fracaso total! ¡Deja de pensar en ello, niño! ¡Lo has estropeado todo! ¡Qué barril de manteca eres! ¡Claro que pagarás esta hartura!»

Usted se siente totalmente derrotado y condenado.

No quiere ver o hablar con nadie; tiene nauseas y está mareado. Le duele todo el cuerpo y lo único que desea es tirarse en la cama y dormir para siempre; o sentarse y clavar la vista en la televisión.

¿Reconoce usted la pauta en todo esto? El diablo, que es el padre de mentira, habla siempre falsedad. Él es mentiroso desde el principio y anda rugiendo alrededor a ver a quien puede devorar con sus embustes. Apela a la carne, la parte mas débil de la persona y cuando ésta cae presa de sus mentiras, grita torrentes de palabras condenatorias. Lo insultará; le dirá lo repugnante, lo poco amado, lo irremediablemente gordo y feo que es usted, que nadie lo quiere, que es usted despreciable y que siempre lo será. Ha conseguido traerle al punto que quería—ponerlo en la posición en la cual usted le escuchará y creerá todo lo que le diga.

Si Satanás consigue que usted se sienta desesperadamente culpable, lo tendrá en sus garras; por eso es muy importante que reconozca sus tácticas. Muy bien, lo ha echado a perder, ¿y qué? Levántese y siga adelante. Su programa de alimentación no es para que dure sólo un par de semanas o meses; es un compromiso para toda la vida. Sin importar cuantas veces lo estropee, no se dé por vencido; así que si lo echa a perder para el desayuno, vuelva al mismo en el almuerzo. Escriba en su diario las calorías que come, sean las que fueren.

Recuerde que el comer demasiado puede ser uno de los rasgos de la rebeldía y del egoísmo. Quizás usted no querrá apuntar la cantidad de calorías de su atracón; puede que se rebele ante la idea de hacerlo. Por favor, vuelva al capítulo diez, que trata de la rebeldía y léalo de nuevo; haga otra vez la oración final. No tenga miedo de volver a empezar. Todo está bien, el Señor no lo ha abandonado y lo ama a pesar de estas cosas. Con ese conocimiento, el diablo no podrá continuar con su juego repugnante; sabrá que usted no se hundirá en el sentimiento de culpa y en la desesperación cada vez que estropee las cosas. Usted está confesando sus pecados a Dios y negándose a odiarse a sí mismo. El Señor desea que se ame a sí mismo; el diablo quiere que se aborrezca.

Dios nos dice que amemos a nuestro prójimo como a nosotros mismos; eso quiere decir que primero deberíamos tener una abundancia de amor sano y saludable hacia nuestra persona. Como resultado de dicho amor, amamos también a los demás. El Señor quiere que usted se ame, y ya que le pertenece a Él, de un modo natural usted quiere lo que Dios quiere. Usted es propiedad del Señor, es

Suyo; no está hecho para que el diablo lo maneje como un juguete.

Dios le esta diciendo:

No temas, porque yo estoy contigo; no desmayes, porque yo soy tu Dios que te esfuerzo; siempre te ayudaré, siempre te sustentaré con la diestra de mi justicia. (Isaías 41.10)

Él está con usted allí mismo. Cuando confiesa lo que ha hecho y le pide perdón, ¡allí está Dios para perdonarlo!

El Señor le perdona todos sus pecados si se lo pide. Cada una de las calorías que usted come por encima de su asignación, cada golosina que engulle a hurtadillas, cada vez que hace trampas, cada mentira que se ha dicho a sí mismo y la ha creído, cualquier indulgencia: TODO.

Él perdona.

Si confesamos nuestros pecados, Dios es fiel y justo para perdonar nuestros pecados, y limpiarnos de toda maldad. (1 Juan 1.9)

Yo, yo soy el que borro tus rebeliones por amor de mí mismo, y no me acordaré de tus pecados. (Isaías 43.25)

Yo deshice como una nube tus rebeliones, y como niebla tus pecados; vuélvete a mí, porque yo te redimí. Isaías 44.22)

Vuelvase a Él. Todo está bien; vuelva y siga adelante con el programa. Si a las diez y media de la mañana comió en exceso, no se diga a sí mismo que volverá a su nuevo método de alimentación al día siguiente; ¡hágalo para la comida del mediodía! Cuente sus calorías y tome un buen almuerzo que se sitúe dentro del límite que se ha impuesto. No se salte ninguna comida ni intente expiar sus pecados.

¿Debería usted reparar el haber ingerido más calorías que las asignadas ayunando la siguiente o subsecuentes comidas?

Este es un síndrome familiar: Atracón/Ayuno, Atracón/ Ayuno, que antes de que pase mucho tiempo se convierte en Atracón/Atracón.

Usted piensa que está bien tomar un tentempié de algo que engorda entre comidas sólo porque usted no cenará.

No es cierto.

No es bueno tomar algo que engorda entre comidas, ni tampoco lo es el quedarse sin cenar; usted no puede hacer compensación por sus propios pecados.

Jesucristo es la expiación por nuestras culpas. Usted mismo no puede pagar por ellas. Como comilón victorioso usted está aprendiendo a comer, no a ayunar. Puede que ello suponga algunas luchas y unos pocos altibajos, pero todo eso forma parte del proceso para conseguir poner a su carne bajo control. Usted ha sido una persona rebelde, egoísta y que no se ha comprometido con el Señor en cuanto a su manera de comer. Ahora está mejorando, pero a veces se descontinúa la marcha.

Usted quiere perder peso más rápido de lo que éste quiere ser perdido. Esas grandes pretensiones por parte de los promotores de las dietas de moda o de los especialistas y las clínicas de adelgazamiento de que en treinta días pesará 14 kilos menos; o de que en Navidad, la fiesta nacional, su cumpleaños, el estreno de la casa de su tía o el día de su propia boda sera una astillita de su antigua persona gorda y fea; no sólo son falsas, sino también nocivas. Antes dijimos que no ayunará para perder peso cuando se halla en el proceso de aprender a comer. Eso puede trastornar su metabolismo y hacerle luego ganar más kilos de los que pesa ahora mismo.

A menudo la gente obesa escoge métodos radicales para adelgazar que dañan sus cuerpos y destruyen la salud, por causa de la idea equivocada de que el hacer algo así expiará de alguna manera los pecados que les causan el exceso de peso. El egoísmo hace que la paciencia sea algo difícil de conseguir.

Usted quiere pesar 14 kilos menos *enseguida*; cuanto antes, mejor. Así que, cuando se presente un promotor diciéndole que puede adelgazar enormemente en poco tiempo, echará mano a su bolsillo y pagará lo que le pida para hacer que este sueño se convierta en realidad en su vida.

Lo triste es que aquello no sucede. Puede que usted pierda peso, pero las estadísticas han demostrado que si no aprende a comer de otra manera, esos kilos volverán. No sea como aquella joven que bebió proteína líquida y perdió 30 kilos, pero perjudicando su corazón y metabolismo de tal manera que nunca volverá a ser normal.

No intente pagar por sus pecados. Jesús es la expiación por los mismos. ¡Él fue a la cruz llevándose consigo la gordura de usted, para que usted pueda triunfar sobre la gula y ser victorioso!

Longanimidad

La longanimidad es fruto del Espíritu Santo. Cuando usted piensa en ella, piensa en la paciencia. La longanimidad es paciencia. *Sea paciente consigo mismo*; si usted se condena a sí mismo le tomará más tiempo el volver a su programa para adelgazar. Si tiene paciencia y verdadera compasión para con su persona, podrá levantarse y empezar de nuevo sin malgastar demasiado tiempo compadeciéndose indebidamente y condenándose.

De este modo usted podrá ir desde la L de lucha, hasta la V de victoria sin la agonía de la autocensura y la culpabilidad.

Ahora, pues, ninguna condenación hay para los que están en Cristo Jesús. (Romanos 8.1)

Recuerde esto:

Longanimidad para con sí mismo significa manifestar misericordia y compasión hacia su persona. Usted no ha de quedarse hecho añicos cuando falla, sino que debe pedir perdón y volver a empezar. La longanimidad muestra tolerancia, humanidad, caridad y ternura—tanto hacia uno mismo como hacia los demás.

Evidentemente, una de las razones por las que usted come

en exceso es porque no se aprecia a sí mismo y usted necesita luchar contra esa actitud siendo bondadoso para consigo. Haga lo que haga, deseche la condenación.

Jim cuenta cómo antes estaba enviciado con la Pepsi Cola. Bebía por lo menos doce latas de 350 mL. por día, y la mayoría de las veces más que eso. Oraba y oraba pidiendo ayuda; también había amigos suyos que intercedían por él, pero nada parecía dar resultado. Sencillamente, no podía dejar el vicio. Su estómago, sus dientes y su piel sufrían terriblemente; tenía un acné crónico, su dentadura se estaba deteriorando rápidamente y su estómago le ardía tanto que creía que se le estaba formando una úlcera.

Entonces, cierto día, dijo, «Ya es suficiente; ésta es la última Pepsi que beberé jamás», y la dejó. Una semana después se sentía mejor y supo que había quedado totalmente libre de aquel hábito. Un poco después, empezó a orar acerca del perder peso. Tenía 23 kilos de más e inició el programa de los CV perdiendo cuatro kilos la primera semana. Después de aquello, el adelgazamiento fue más lento, y en cierta ocasión ganó dos kilos; entonces se desesperó sumiéndose en una actitud de derrota.

«¡Pero si venciste el vicio de la Pepsi!» le recordaban los miembros de su grupo. «Eres un triunfador. No estás fracasado, ¿por qué te desesperas?»

Qué fácil es olvidarse de los triunfos y concentrarse en el fracaso. La longanimidad nos proporciona paciencia para con nosotros mismos.

Jim no ayunó para perder aquellos dos kilos que había ganado, ni tampoco se quedó sin comer a mediodía durante una semana, como quería hacer. Fue reduciendo peso más lentamente de lo que le hubiera gustado, pero a la larga lo rebajó de un modo permanente.

Es verdad que ninguna disciplina al presente parece ser causa de gozo, sino de tristeza; pero después da fruto apacible de justicia a los que en ella han sido ejercitados. Por lo cual, levantad las manos caídas y las rodillas paralizadas; y haced sendas derechas para vuestros pies, para que lo cojo no se salga del camino, sino que sea sanado. (Hebreos 12.11–13)

Quizás esta sea la primera vez en su vida que haya tenido la oportunidad de aprender cómo ser paciente, bondadoso, benévolo y longánime para consigo mismo. ¡Gloria al Señor! La voluntad de Dios es que tenga misericordia de su persona. El Señor nos dice, «Misericordia quiero, y no sacrificio.»

Usted necesita la longanimidad para consigo mismo para ser un creyente victorioso; tiene necesidad de ella para que en caso de que usted cometa un error no se aborrezca por esta causa; sino que sea misericordioso con su persona.

Oración

Soy un hijo de Dios nacido de nuevo. Gracias, Señor, por Tu gran amor y misericordia; gracias por mandar a Jesús a morir en la cruz para que yo no tenga que expiar mis propios pecados.

Gracias por Tu Espíritu Santo, que me capacita para tener dominio sobre mi carne. ¡Me niego a ser una persona egoísta!

¡Tengo control de mí mismo!

Gracias por hacer que crezcan en mí la longanimidad y la paciencia. Gracias, Señor, por liberarme de la autocondenación, y porque puedo ser paciente, bondadoso y comprensivo conmigo mismo.

Gracias, Señor, porque no esperas que venza todos mis defectos en un día y no estoy desanimado en cuanto a mi avance, porque TÚ eres mi juez y quien me capacita. ¡Gloria a Dios!

En el nombre de Jesús, y por Él. Amén.

Capítulo dieciséis

¡Mire dónde está!

B onnie pasó una semana magnífica. No excedió su asignación de calorías ni una sola vez; apuntó todo aquello que comió y su poder energético en la hoja de registro de su cuaderno. Estaba tan contenta consigo misma que incluso empezó a realizar ejercicios físicos.

Luego, al pesarse, sufrió un revés: ¡Sólo había perdido 110 gramos durante la semana!

Su amiga Linda había tenido una de las mejores semanas desde que comenzara con el programa, durante la cual no dejó pasar ningún día sin que tuviera su tiempo devocional diario con Jesús; apuntó las calorías fielmente y se mantuvo dentro de su asignación. Al pesarse, descubrió que había *ganado* 225 gramos.

¿Dónde está la justicia? se preguntará usted. Tanto Bonnie como Linda se habían esforzado, habían permanecido fieles (Dios sabe lo difícil que fue decir no a la hamburguesa que el pequeño Billy apenas había tocado, y al resto del batido de leche de su esposo.) ¿Acaso no hay recompensa para un sacrificio tan abnegado?

Aquellas jóvenes podían elegir del mismo modo que usted cuando atraviesa momentos como éste; cuando se esfuerza y no pierde el peso que esperaba: entre (1) sentirse enfadada, herida y derrotada (todo lo cual lo lleva a comer en exceso), o (2) alabar al Señor por la victoria que ha obtenido a lo largo de la semana siendo fiel (lo cual lo acerca más a Jesús y lo hace sentirse contento consigo mismo.)

Cuando usted se siente contento consigo mismo y con el mundo que lo rodea, no come excesivamente.

Bonnie y Linda escogieron regocijarse. Alabaron al Señor por el poder para permanecer fieles, a pesar de las tentaciones y de no adelgazar tanto como habían esperado aquella semana. También tributaron alabanza a Dios porque otros habían perdido mucho peso, y así evitaron los celos y la frustración.

«¡Tengo la victoria!» fue la verdad que dijeron repetidamente. Conocían que palabras tales como, «¿De qué vale? Estoy destinada a ser gorda», eran mentiras.

¿Dice usted a sí mismo algunas de las mentiras siguientes?

____   ¿De qué vale? Estoy destinado a ser gordo.

____   Por mucho que me esfuerce nunca perderé peso.

____   Oro, pero Dios no me ayuda.

____   Dios debe estar castigándome por mis pecados; son demasiado terribles para que los perdone.

___ Reduzco mi peso, pero luego lo vuelvo a aume
en seguida. Nunca permaneceré delgado.

___ Dios debe estar harto de que pierda peso, l
vuelva a ganar y luego a perder otra vez. De
seguro ha perdido la paciencia conmigo.

Todas estas declaraciones son mentira. ¡Mentira! Usted *no*
está condenado a estar gordo. *Sí* que perderá peso. Dios
sí le ayuda. ¡*Nada* es demasiado terrible para que el Señor
lo perdone! Usted *perderá* peso y se mantendrá delgado.
Dios nunca perderá la paciencia con usted. *Confíe* en Él.

Sin importar cuántas veces rebase usted su asignación de
calorías o abandone el programa, ¡Dios nunca lo dejaría
por imposible! ¡Comience de nuevo!

Jeanette es una mujer que empezó su programa en la
primavera; se retiró en el verano; comenzó otra vez en
el otoño; lo estropeó en la Navidad; volvió a empezar
en enero; lo abandonó en abril; comenzó de nuevo en
septiembre, y cuando se escribe esto, sigue adelante
sin desmayar. Ha perdido un total de 17 kilos desde el
principio, y si hubiera seguido su programa sin fallar,
habría alcanzado su objetivo para ésta época; pero
se regocija de lo que Dios le está enseñando y por lo
que está haciendo en su vida a través de los momentos
de tropiezo.

Uno no vence esa naturaleza y esos hábitos rebeldes de
la noche a la mañana.

Si tropieza, ¡levántese y siga adelante! Siga adelante con

Jesús. Vuelva a sumergirse en la Biblia. ¡Coma el alimento que produce vida espiritual!

En 2 Crónicas 16, se nos cuenta cómo el rey judío Asa fue al soberano de Siria con dones de oro y plata, rogándole que le ayudara contra el rey de Israel. El sirio le hizo aquel favor, y conquistó algunas de las ciudades de aprovisionamiento de Israel en Neftalí. Luego, el rey de Judá destruyó la obra que Israel estaba realizando edificando Rama.

Todo parecía estar a favor de Asa; tenía un gran ejército de su parte y había destruido la fortaleza del enemigo. Pero en medio de aquella victoria, Dios le envió un profeta a decirle: «Has cometido un verdadero error, Asa. Dios nunca pensó que te apoyaras en ningún otro rey.

«¿Quieres decir el rey de Siria, a quien me volví por ayuda?»

«Eso es. Dios te dice, "Por cuanto te has apoyado en el rey de Siria, y no te apoyaste en Jehová tu Dios, por eso el ejercito del rey de Siria ha escapado de tus manos".»

Al rey Asa no le gustaba lo que estaba oyendo; tenía un corazón rebelde. Él quería hacer las cosas a *su* modo.

«Escúchame, Asa» continuó el profeta. «Los ojos del Señor se pasean por la tierra para ayudar poderosamente a aquellos cuyos corazones le pertenecen por completo. Has actuado neciamente en esto.»

¿Por qué nos volvemos hacia las dietas de moda, los

ayunos, las píldoras, las drogas, las inyecciones, las bebidas líquidas, las bebidas en polvo y las prácticas ocultas para perder peso? Todo ello fracasa antes de comenzar; *Dios nunca fracasa.*

Asa nos parece un personaje familiar (¡uno se pregunta si no tendría un problema de peso!). Quería depender de sí mismo y de sus propios métodos, y no de Dios.

¿Qué es lo que sucede por lo general cuando usted confía en sí mismo en lugar de apoyarse en el Señor? Si fracasa, se pone furioso. Eso es lo que hizo; se irritó, echó al profeta en la cárcel y aplacó su ira con algunos del pueblo.

No quería ganar las batallas siguiendo los métodos de Dios. No deseaba el poder del Señor ni la fuerza divina para conquistar. Quería *su* propia manera de hacer las cosas (nuestro método es comer cualquier cosa que deseemos y cuando nos de la gana, sin que nadie se interponga en nuestro camino).

El rey Asa hubiera podido arrepentirse y empezar de nuevo; pero no lo hizo. No quiso rectificar (así es un atracón de comida; después de los diez primeros minutos, cada bocado adicional es una negativa al arrepentimiento). Asa se negó rotundamente a arrepentirse y a empezar de nuevo con el Señor.

Así que fracasó; falló terriblemente en aquello. Se enfermó de los pies, y el versículo 12 nos dice que su enfermedad fue realmente severa. Pero aun entonces tampoco se volvió hacia el Señor en busca de ayuda.

¿Sabe usted a quiénes fue? A algunos médicos. Esto es semejante a ciertas personas obesas que están tan hartas de la obesidad que comen todavía más (véase el capítulo 17: «¿Por qué come usted en exceso?»).

Por lenta que sea la pérdida de peso, no se rinda. Aun si engorda, no abandone la lucha. Mucha gente pierde peso, y luego gana un poco; pero si usted sigue fiel, adelgazará más de lo que engorde y estará más cerca de su objetivo.

Está en un lugar muy importante en su vida. Vea Efesios 1.3–14 y mire dónde se encuentra.

Bendito sea el Dios y Padre de nuestro Señor Jesucristo, que nos bendijo con toda bendición espiritual en los lugares celestiales en Cristo.

Usted no sólo es bendecido con una o dos bendiciones pequeñas, sino con toda bendición espiritual en los lugares celestiales en Cristo. Cuando se halla con Cristo, está en lugares celestiales, ya sea que se encuentre a la puerta del refrigerador o de rodillas orando. Su corazón y su mente le pertenecen para bendecirlos con toda bendición espiritual. Sus bendiciones espirituales son eternas, celestiales. Usted no es un caso desesperado o un fracaso en Cristo; es bendito.

Según nos escogió en Él antes de la fundación del mundo, para que fuésemos santos y sin mancha delante de Él.

¡Usted es un escogido y no una persona sentada al borde del desfile celestial deseando poder formar parte del mismo! ¡Esta dentro! ¡Ha sido *escogido*!

En amor habiéndonos predestinado para ser adoptados hijos suyos por medio de Jesucristo, según el puro afecto de su voluntad.

Usted ha sido adoptado por Él. Él lo ha elegido para prohijarle, para cuidar de usted, para educarlo y amarlo. Sus intenciones para con usted con amorosas y buenas.

Para alabanza de la gloria de su gracia, con la cual nos hizo aceptos en el Amado.

¡Dios ha derramado Su gracia en usted, Su inagotable e inmerecida gracia!

En quien tenemos redención por su sangre, el perdón de pecados según las riquezas de su gracia.

¿Sabe usted lo que es ser perdonado? ¿Perdonado de verdad? ¿Perdonado por cada segundo y tercer tentempié que su cuerpo no necesita? ¿Por cada experiencia de hartura y atracción? ¿Sabe lo que es ser perdonado por su comer excesivo?

¿Ha orado usted: «Amado Señor, perdóname por esos sentimientos de frustración», o «por la noción equivocada de que la vida me está pasando de largo y que estoy perdiendo la felicidad y la belleza?»

Riquezas de gracia quieren decir riquezas de perdón, renovación, sanidad, restauración, bendición. Redención significa volver a ser comprado por el legítimo propietario. ¡Tenemos redención por medio de la sangre que Él vertió cuando estuvo colgado de la cruz; estamos perdonados!

Que hizo sobreabundar para con nosotros en toda sabiduría e inteligencia.

Usted no es un tonto, sino que tiene sabiduría e inteligencia. ¡Úselas!

Dándonos a conocer el misterio de su voluntad, según su beneplácito, el cual se había propuesto en sí mismo.

(Escuche, si usted piensa que no puede explicarse cual es la voluntad de Dios para con usted, lea de nuevo este versículo.) ¡Él nos ha hecho conocer el misterio de Su voluntad! Aquí mismo lo dice. Tómelo, y ore: «Señor, me apropio de la potestad para conocer el misterio de Tu voluntad exactamente como lo dice este versículo nueve de Efesios uno.»

En Él asimismo tuvimos herencia, habiendo sido predestinados conforme al propósito del que hace todas las cosas según el designio de su voluntad.

Ah, estas sí que son buenas noticias. ¿Sabe usted lo que es recibir una herencia? Significa que alguien le da algo; usted lo hereda. Si usted tuviera un tío lejano que le dejara en su testamento un millón de dólares, se emocionaría bastante al recibir ese cheque, ¿no le parece? Pues la herencia que tiene en el Señor ahora excede con mucho al dinero o a las riquezas.

A fin de que seamos para alabanza de Su gloria, nosotros los que primeramente esperábamos en Cristo.

Somos la alabanza de Su gloria y usted puede escoger

ser una alabanza poderosa e impresionante. Puede convertirse en un comilón victorioso con dominio propio y longánime para la alabanza de Su gloria, y perder kilos y centímetros con dicho motivo. Usted puede permanecer fiel a su programa de alimentación sin importar cuanto tiempo parezca tomarle el perder peso para la alabanza de Su gloria.

En Él también vosotros, habiendo oído la palabra de verdad, el evangelio de nuestra salvación, y habiendo creído en Él, fuisteis sellados con el Espíritu Santo de la promesa.

Usted no está sólo prendido a Jesús con un alfiler o una presilla; no está unido a las promesas celestiales únicamente con cinta adhesiva o con tachuelas. Está sellado en Jesucristo; sellado con el Espíritu Santo de la promesa. No hay un sellador más fuerte que el Espíritu de Dios: eterno, todopoderoso, omnisciente, sabio y maravilloso.

Que es las arras de nuestra herencia hasta la redención de la posesión adquirida, para la alabanza de su gloria.

Usted es posesión del mismo Dios; está sellado en Él, y le pertenece. ¡Y pensar que todo este tiempo usted creía que no tenía ningún valor!

Vuelva a leer todos los versículos anteriores; escriba su propia paráfrasis y apréndalos de memoria. Esta es su posición en Cristo; usted está por encima de toda circunstancia; ya no es una víctima de las mismas. Usted es bendito con toda bendición espiritual en los lugares celestiales. Efesios 2.6 dice que ha sido resucitado con Él, y que está sentado con Cristo en los lugares celestiales.

¡Está por encima de todo! Empiece a actuar como lo que usted es en Él.

Caminando cada día con Jesús

Si nuestra vida fuera representada por una gráfica, nuestro caminar diario con Jesús parecería una escala.

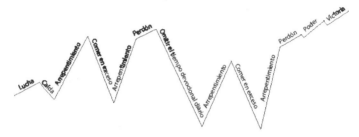

Nos estamos esforzando en perder peso, en asemejarnos más a Él, en rendirle cada uno de los aspectos de nuestra vida, en elevarnos sobre toda lucha y dificultad con Su sabiduría y fuerza vencedoras, en confiar en Él para todo y en vivir como una persona verdaderamente bendecida en los lugares celestiales en Cristo.

Y no hacemos todo esto en un solo día. Gálatas 5.24, dice: «Pero los que son de Cristo han crucificado la carne con sus pasiones y deseos». Esto quiere decir que ya ha sido hecho.

Nuestro problema es vivir como que ya ha sido hecho. ¿Está todavía rugiendo fuertemente dentro de usted esa pasión suya por los helados o la piza? Este versículo afirma que si usted pertenece a Jesucristo, ya ha crucificado su naturaleza vieja e impía, y todas aquellas antiguas y feas inclinaciones hacia el comer destructivo. Ahora, lo que debe hacer es vivir de esa manera.

Oración

En el nombre de Jesús, renuncio a mi vieja naturaleza carnal. *Las pasiones y deseos impíos no van a tener ya más dominio sobre mí. ¡Sé que están crucificados! ¡Crucificados con Cristo porque soy Suyo! Mi mente es Suya, mi voluntad es Suya, mis pensamientos son Suyos, mis deseos son Suyos, mis pasiones son Suyas, mi corazón es Suyo, mis necesidades son Suyas, mis anhelos son Suyos.*

¡Estoy bendecido con toda bendición espiritual en los lugares celestiales en Cristo!

¡He sido escogido en Él antes de la fundación del mundo! ¡Él ha sido generoso en Su gracia para conmigo!

¡Tengo la redención y el perdón por medio de Su sangre!

¡Tengo sabiduría e inteligencia en el nombre de Jesús!

¡Él ha dado a conocer a Sus hijos el misterio de Su voluntad!

¡He obtenido una herencia en Cristo!

¡Estoy sellado en Él con el Espíritu Santo de la promesa!

¡SOY POSESIÓN DEL MISMO DIOS!

En el poderoso nombre de Jesús. Amén.

Libre para ser delgado

Capítulo diecisiete

¿Por qué come usted en exceso?

Durante años, Shirley echaba la culpa de su comer excesivo a su marido; si él no fuera una persona tan imposible y con tantos problemas, decía ella, yo no estaría nerviosa ni frustrada, y no comería tanto.

Jim, un estudiante universitario, culpaba por su manera de comer a las presiones de la facultad, y decía que esperaba con impaciencia el momento de su graduación para poder controlarse en cuanto a la comida (tres semanas después de la misma, aumentó cuatro kilos y medio más, y afirmó que la causa era el aburrimiento).

Connie ganó siete kilos después de divorciarse; Tom aumentó nueve cuando se le cambió de departamento en su lugar de trabajo; Lorraine treinta y dos con su embarazo; Marcia catorce después de que murió su esposo. Cada año, durante las vacaciones, Darlene aumenta entre dos y cuatro kilos, y responsabiliza de ello a sus hijos, a los cuales—aunque están delgados—les gusta comer.

¿Por qué come *usted* en exceso?

¿Ha pensado usted alguna vez que su problema era único y aparte de los del resto del mundo? Sin duda cree que si sus amigos delgados tuvieran una vida de problemas como la suya, también engordarían.

¿Ha creído en alguna ocasión que nadie sufre tanto como usted? Esta manera de pensar implica que todo el mundo tiene una vida más feliz y mejor que la suya y que el comer es todo lo que a usted le queda. La idea de que todos los demás son mas felices, están mejor acomodados y llevan una vida comparativamente más sosegada no es cierta en absoluto. También hay una creencia errónea de que para otros no es tan difícil perder peso como para uno. Todos los que han seguido alguna vez un programa para adelgazar han tenido que luchar con la tentación, negarse a sí mismos y pasarse sin ciertas cosas.

En cualquier caso, esto es lo que dice la Palabra. En 1 Corintios 10.13, leemos:

No os ha sobrevenido ninguna tentación que no sea humana...

Este versículo nos explica que estamos en una esfera de existencia humana, y que los problemas que nos acosan están todos dentro de la misma. No hemos de acometer ninguna tarea de súper hombres cuando estamos en este nivel. Por eso el Señor nos dice en Mateo 17.20 que si tenemos fe como un grano de mostaza nada nos será imposible.

...pero fiel es Dios, que no os dejará ser tentados más de lo que podéis resistir, sino que dará también juntamente

con la tentación la salida, para que podáis soportar. (1 Corintios 10:13)

Junto con la tentación, Dios siempre provee una manera de escapar del poder que esta tiene sobre usted, para que pueda resistirla sin caer.

La razón por la que muchos de nosotros no nos asimos a esta promesa es porque queremos ser excusados de nuestra responsabilidad de pensar y actuar como creyentes.

¿Qué es lo que nos lleva a hacerlo?

¿Hay algo o alguien que le haya provocado a usted a ira últimamente? ¿Alguien o algo que le haya hecho enfadarse, preocuparse, ponerse furioso, sentirse infeliz, estar frustrado, deprimido o inquieto?

¿No se ha dado cuenta nunca de cómo actúan los niños cuando se les sorprende haciendo algo que no debían? Una de las primeras cosas que puede que digan es, «Él (ella) me hizo hacerlo!» Dos niños pequeños asaltan el envase de las galletas y cuando la madre entra en escena, cada uno de ellos señala al otro y dicen al unísono, «¡Él me obligó a hacerlo!»

Una persona madura puede dejar de culpar a otros y a las circunstancias por sus propios pecados. La responsabilidad de ser felices se halla sobre nuestros propios hombros; ningún otro la tiene sino nosotros.

No es la gente quien le hace a usted airarse. Usted mismo se pone así. Imagínese que está conduciendo su automóvil con un amigo suyo, y que éste le dice cada giro y parada que tiene que realizar como si usted nunca antes hubiera estado ante un volante.

Usted piensa para sí, «Éste me está enojando de verdad, y voy a explotar dentro de un momento.»

Puede que explote, pero no porque él lo hace enfadarse. Quizás usted querrá tirarle por la cabeza su trofeo de las 500 millas de Indianápolis, además del carnet internacional de conductor; pero por favor, mientras lo hace, diga la verdad, y explíquele, «*Me enfado* cuando me dices cómo debo conducir.»

Ninguna otra persona le *obliga* a usted a hacer nada. Usted mismo se hace sentir, pensar, actuar y hacer lo que hace. En realidad nadie lo fuerza a comer en exceso. Usted lo hace porque quiere.

Es usted quien se condiciona a comer lo que come, dónde lo come, cómo lo come y cuándo lo come.

¡Qué significa estar condicionado?

Si usted ha tenido varias experiencias felices comiendo mientras veía la televisión, hay un disparador automático en su cerebro que le dirá «come» cuando se pone frente a la pantalla. Sólo necesita ver un televisor encendido para que le entren ganas de tomar alguna cosa. Si usted tiene trabajo de oficina que hacer y se ha acostumbrado a comer realizando sus faenas, se encontrará pensando en la comida mientras trabaja. Si ha adquirido la costumbre de hacerlo cuando está deprimido, enfadado, se siente solo o está preocupado, su cerebro le dirá «come» cuando se encuentre en dichos estados de ánimo; ha hecho hábito de comer cuando se encuentra en esos momentos de tensión.

Ahora bien, he aquí las buenas noticias: usted se puede «desacostumbrar» y desarrollar nuevos hábitos, de tal manera que su cerebro no piense en la comida cuando se encuentra en determinadas situaciones o lugares, u ocupado en ciertas actividades. Una mujer explica que cuando se encuentra en el trabajo no come de manera exagerada, pero que en el momento en que entra a su apartamento empieza a hacerlo y no acaba hasta que se va a la cama.

Alguna vez en su vida se acostumbró a pensar que los alimentos y el hogar son cosas inseparables. En el trabajo no se preocupaba de la comida, pero una vez en casa, era como si le apretaran el gatillo del «comer» y se disparaba engullendo todo lo que estuviera a la vista.

El hogar no debiera ser para nosotros sinónimo de comida; esa palabra implica otras muchas cosas, y el comer es sólo una de tantas actividades que llevamos a cabo en casa. Probablemente aún perduren en su memoria las experiencias de cuando era niño y su madre preparaba aquellos festines en la cocina, luego reuniéndose todos alrededor de la mesa para pasar un rato familiar con la comida como atracción principal y es por eso que intenta revivir aquellos días de su infancia. También es posible que el estar en reposo le sugiera a usted comer. Cuando llega a casa después de un día de tensión y trabajo duro, quiere descansar, y como esto último significa comer, no sólo hace aquello, sino que se harta.

Usted puede acabar con esas pautas de toda la vida y desarrollar nuevos patrones de comportamiento.

Compruebe si hace algunas de las siguientes cosas:

___   Comer mientras ve la televisión.

___   Comer mientras conduce su automóvil.

___   Comer mientras estudia o prepara trabajo de oficina.

___   Comer mientras lee.

___   Comer mientras está en el trabajo.

___   Comer mientras está comprando.

___   Comer mientras está preparando una comida.

___   Comer cuando está recogiendo los platos después de una comida.

___   Comer más solo que con otros.

___   Comer antes de irse a la cama.

___   Levantarse por la noche para comer.

___   Comer más durante los fines de semana que en los días laborables.

___   Comer más por la noche que durante el día.

Muchos libros de dietética le dirán que substituya esos bocaditos que engordan, los cuales ha estado comiendo en aquellos momentos, por refrigerios de pocas calorías; esto es aceptable, pero no es lo mismo que romper con las normas que se han establecido en su sistema de respuesta.

Si verdaderamente quiere obtener la supremacía sobre dichos hábitos en su vida, acabe con los mismos.

No coma mientras ve la televisión (en vez de ello arréglese las uñas, cosa, talle madera o pinte algo).

No coma mientras conduce (espere hasta que llegue a un restaurante, a casa o a una determinada hora).

No coma mientras esta estudiando o realizando trabajo de oficina (un vaso de agua sería lo ideal).

No coma mientras lee (sea bueno consigo mismo: disfrute del libro sin engordar).

No coma estando en el trabajo (espere hasta la hora de la comida o la cena y gratifíquese con la delgadez).

No coma cuando está de compras (su cuerpo lo amará por ello).

No coma mientras prepara una comida (su cuerpo no quiere que le de más de lo que necesita).

No coma mientras está recogiendo la mesa después de una comida (usted no es un cubo de basura, sino un hermoso ser humano).

No coma más cuando esté solo que cuando se encuentre en compañía de otros (sea bueno consigo mismo en todo momento, y no sólo cuando hay otras personas presentes).

No se levante de la cama durante la noche para comer (su estomago se merece un descanso).

No coma antes de irse a acostar (en vez de ello piense en cosas hermosas y tome un refrigerio de Jesús en la Palabra de Dios).

No coma más los sábados y domingos que durante el resto de la semana (descubra sus «gatillos» y póngales fin).

No coma más por la noche que durante el día (haga otra cosa que no sea comer).

No se salte el desayuno y se harte luego en otras ocasiones (aquel es el momento de tomar energías. Es usted demasiado especial para quedarse sin su energía de la mañana).

El único peligro que hay en substituir las patatas fritas por zanahorias como aperitivo es que usted puede comer las últimas por un tiempo, pero luego volver de nuevo a las patatas ya que no ha tratado con el hábito. Si acaba con dicho hábito habrá llegado a la raíz del asunto.

Es posible que usted tenga una larga lista de excusas para comer en exceso y estar gordo, pero si realmente lo desea, usted es capaz de cambiar su comportamiento. No importa cómo lo alimentaba su madre cuando usted era tan solo un niño, o lo que le faltó cuando era adolescente;

ni tampoco cuáles eran las pautas que seguía su familia en cuanto al comer. Usted puede decir *no* a esos viejos hábitos y dejar de analizarlos y de darse excusas para seguir con los mismos.

Dios dice que Él proveerá una salida para usted. Tanto si usted es un comedor compulsivo como impulsivo, el Señor le proporcionará una forma de escapar; eso es lo que afirma 1 Corintios 10.13. Ahora mismo Él le está proveyendo dicha salida si la quiere utilizar.

Ayudas prácticas para los tiempos difíciles de tentación

1. Dígales a sus amigos que está siguiendo un programa especial de alimentación cuando le inviten a cenar. Hágales saber exactamente lo que puede comer y lo que no. No aproveche la oportunidad para hartarse; sus amigos estarán contentos de cooperar cuando vean que es algo importante para usted.

2. Cuando coma en un restaurante, no examine el menú; planee lo que pedirá *antes* de llegar al lugar. Piense en los muchos alimentos deliciosos con los cuales puede formar su comida: una gran ensalada con pedacitos de pavo y queso, requesón, carne magra, pollo sin piel, pescado asado sin mantequilla, una patata asada también sin mantequilla, fruta fresca. No utilice el comer fuera de casa como excusa para darse un atracón. Recuerde que usted es una persona muy especial, y que se merece ser bueno consigo mismo.

3. Tal vez otra gente no le haya entregado todavía al Señor su manera de comer. No se preocupe por ellos. Sea

usted el obediente, y dé gloria a Dios porque lo es. Si otros quieren comer cosas que engordan y son nocivas, usted no tiene que unirse a ellos; usted puede tomar su ensalada, pescado asado y dar gracias a Jesús por haber utilizado la salida que Él ha provisto para usted.

4. Cuente sus calorías. Hágalo antes de comérselas. Controle las cosas.

5. No compre comidas que engordan y no alimentan. Si su familia insiste en comer tales cosas, deje que sean ellos quienes las adquieran. Cierta mujer le dijo una vez a su esposo, «Esos aperitivos y golosinas tendrán que salir del dinero destinado a las diversiones, porque el de la comida he de utilizarlo para comprar alimentos.»

6. Corte inmediatamente las zanahorias, el apio y la coliflor, y guárdelos en un recipiente de plástico dentro del refrigerador, para tener a mano alguna «comida lista para el consumo» saludable.

7. Cuando asista a cenas de la iglesia, comidas informales, fiestas de regalos para novias, bodas y otros acontecimientos orientados hacia la comida, empaque sus alimentos nutritivos y deliciosos en envases y bolsas de plástico; luego vaya a la cocina y ponga su comida en un plato semejante al de los demás—cosas como por ejemplo: fruta fresca con aderezo de limón, rodajas de pavo frío, queso desmenuzado, una crujiente ensalada vegetal. Lleve consigo un termo con té de menta o de otra hierba, para que no tenga que darle a su cuerpo algún refresco en polvo o alguna bebida azucarada.

8. No debe sustituir el azúcar por químicos edulcorantes—no ha de darle a su precioso cuerpo productos artificiales para endulzar, ni tiene por qué tomar bebidas gaseosas o refrescos endulzados artificialmente. Para obtener un sabor dulce, puede utilizar miel o jarabe de arce—como también para sus necesidades culinarias y reposteras—coma asimismo mucha fruta fresca. Tome jugos de fruta fresca sin azúcar, y alabe al Señor por su salud y hermosura.

Usted es una persona única y especial, alguien muy importante y se merece comer cosas buenas. Esas cosas buenas no incluyen las comidas perjudiciales y que engordan.

Usted es hechura de Dios, creado en Cristo Jesús para buenas obras (Efesios 2.10); es un ser humano único, creado por Sus mismísimas manos. Dios ama su alma, espíritu y cuerpo. Él conoce este último, ya que fue Él quien lo formó. Para el Señor es importante que el cuerpo suyo trabaje y funcione bien.

> *Porque tú formaste mis entrañas;*
> *TÚ me hiciste en el vientre de mi madre.*
> *Te alabaré; porque formidables, maravillosas son*
> *tus obras; Estoy maravillado,*
> *Y mi alma lo sabe muy bien.*
> *No fue encubierto de ti mi cuerpo,*
> *Bien que en oculto fui formado,*
> *Y entretejido en lo más profundo de la tierra.*
> *(Salmos 139.13–15)*

Usted ha comenzado su programa para perder peso, y va

a rebajar cada gramo que se ha propuesto. Recuérdelo: Usted va a seguir en el mismo sin importar el tiempo que le tome. Es probable que haya un millón de tentaciones, pero Dios le está proveyendo una salida continuamente. La Palabra de Dios tendrá la preeminencia sobre aquello que usted se sienta tentado a comer. Usted se repetirá la Palabra, y la amará mucho más que aquello que casi ingirió.

Jehová cumplirá su propósito en mí. (Salmos 138.8) Esta es su promesa y fortaleza.

Usted es único y especial, y sus problemas son humanos; son las mismas dificultades y luchas a las que todos nos enfrentamos. Nunca está solo cuando se encuentra perdiendo peso.

Tampoco está solo cuando se halla ejerciendo dominio propio; algún otro, ahora mismo también esta diciéndole que no al postre. Alguien más, en este preciso instante, ha encontrado como usted la salida que el Señor provee para que escape el comilón.

Oración

Mi querido Señor, gracias porque me has provisto una salida para escapar del comer en exceso. ¡Gracias, Jesús, porque esas cosas que provocan en mí como respuesta la glotonería pueden TERMINAR!

¡Dame el poder y la fortaleza necesarios para cambiar en el nombre de Jesús mi costumbre de comer en exceso! ¡Escojo cambiar ahora mismo mis hábitos en cuanto a

la comida, y recibo los medios que Dios provee para escapar de (nombre los hábitos en cuanto al comer de los que ha sido víctima) en el nombre de Jesús!

¡Estoy libre de la obesidad! ¡Libre para ser la persona que debo ser en realidad, ya que Dios me ha destinado para que tenga libertad para estar delgado!

En el nombre de Jesús. Amén.

Capítulo dieciocho

¿Quién le ha dicho que tiene que comer en exceso?

Elizabeth había criado a una familia de cuatro niños, y tanto ella como su esposo e hijos estaban obesos. Uno de los muchachos no pudo entrar en el ejercito por el exceso de peso, y otro fue rechazado en un trabajo que deseaba (más y más compañías están descubriendo que la obesidad es un peligro para la salud y no quieren contratar a personas gruesas).

La mujer se echó a llorar mientras decía cómo había estado engañada por muchos años, pensando que era una buena esposa y madre por el hecho de servir a su familia comidas suculentas y que engordaban. Horneaba panecillos frescos y pasteles casi todas las semanas, y pasaba largas horas en la cocina preparando platos indigestos y que engordan. En realidad, hacía dichas comidas porque le gustaban a ella. Con el paso de los años, enseñó a su familia a apreciarlas también y reforzó aquellos gustos al continuar cocinando de la misma manera, estableciendo así un estilo de vida equivocado para seis personas en cuanto al comer.

Elizabeth no sólo estaba creando un riesgo para la salud de los suyos, sino también contribuyendo a aumentar rápidamente una preocupación social.

Los doctores Bruch Hannon y Timothy Lohman, dos científicos de la Universidad de Urbana, en Illinois (EE. UU.), dicen que se debería alertar a los estadounidenses acerca del gasto de energía que supone el suministrar a las personas obesas más comida de la que necesitan.

Las investigaciones de esos médicos han demostrado que el exceso de energía utilizada para alimentar a los estadounidenses gordos podría suplir las necesidades eléctricas residenciales que hay durante un año en Boston, Chicago, San Francisco y Washington.

Las cifras tomadas de una variedad de agencias federales y de otros estudios realizados muestran que si todos los adultos obesos se pusieran a régimen simultáneamente para alcanzar el peso óptimo, la energía que se ahorraría durante el período de los tres o cuatro meses que durara la dieta equivaldría a 1.300 millones de barriles de gasolina.

Según los científicos, la obesidad es un problema social, y no sólo un asunto personal.

Si los estadounidenses tuvieran el peso óptimo, y no más, la energía que se ahorraría anualmente equivaldría a 750 millones de barriles de gasolina; suficiente para hacer funcionar mas de 900.000 vehículos automotores cada año, o para cubrir las necesidades eléctricas de cuatro áreas metropolitanas. Estos cálculos están basados en la cantidad de energía fósil de combustible que se necesita para suministrar las calorías de comida demás con objeto de mantener el exceso de grasa en el cuerpo de la gente obesa.

Según estos estudios, Elizabeth estaba llenando el estómago de los suyos y aumentando la crisis de energía sin siquiera darse cuenta de ello.

Uno de los primeros temores que la mujer expresó en su grupo de CV se relacionaba con las dietas y la manera en que las mismas afectarían su estado de ánimo. Tenía miedo de que estaría nerviosa, tensa o se irritaría fácilmente si no comía aquellos alimentos a los que estaba acostumbrada.

Esta es otra idea equivocada. El estar harto no le hace a uno ni más saludable ni más feliz.

La nutrición y la salud mental

Lo que usted come juega un papel muy importante en su estado emocional. Una persona puede estar gorda y consumir cantidades enormes de comida, pero si no recibe las vitaminas y minerales que su cuerpo precisa de acuerdo con su modo de vivir, su metabolismo y sus necesidades físicas, sufrirá por causa de ello.

Algo que por lo general contribuye a un aumento de peso innecesario es la falta de conocimiento. Si usted no está consciente del valor de las comidas, del contenido calorífico de las mismas y de sus beneficios nutritivos, no sólo seguirá estando gordo, sino que también estará dañando seriamente su cuerpo y su mente. El éxito suyo no sólo se mide por la pérdida de peso que consiga, sino que también consiste en *permanecer delgado y tener una mente y un cuerpo saludables.*

Si usted pasa por períodos de depresión, confusión mental y otros disturbios emocionales para los que no encuentra causa sicológica, tal vez usted quiera examinar su alimentación. Evalúe lo que come, y vea si está tomando la dieta con alto grado de proteínas y moderada en carbohidratos necesaria para una óptima estabilidad mental. ¿Está recibiendo bastante vitamina B (que reduce la ansiedad mental), potasio (que se excreta fácilmente durante los períodos de tensión) y magnesio (vital para el control de la tensión muscular y la irritabilidad)?

Los cereales elaborados por procedimientos industriales y la harina y el azúcar blancas, no ofrecen la gama necesaria de vitamina B para estimular un metabolismo adecuado de los alimentos. El café y otras bebidas cafeínicas activan la producción de insulina y disimulan la fatiga; evítelas, porque esconden los síntomas de la falta de azúcar en la sangre y dificultan su cura. Estos son algunos de los alimentos que son un obstáculo para la salud mental.

¿Ejercicio? ¿Qué es eso?

No es nada nuevo el hecho de que a la gente gorda particularmente no le gusta el ejercicio. Un hombre obeso estuvo sentado en su silla durante varias horas mirando cómo la lluvia se filtraba por el techo, antes de levantarse para hacer algo al respecto. «Es que no tenía ganas de moverme» explicó más tarde. Dijo que podía estar sentado horas enteras en un lugar, sin apenas moverse, mientras que a su delgada mujer le daban calambres si se estaba quieta en una silla durante tanto tiempo.

No es difícil comprender por qué una persona obesa no aprecia el ejercicio; es trabajoso el ir por ahí arrastrando un montón de kilos de más. A algunos les produce dolor. Un gordo se cansa antes que un delgado, ya que tiene menos energía y resistencia a la fatiga.

Haciendo la misma cantidad de ejercicio una persona gruesa quema más calorías que una delgada, porque el mover su peso extra requiere de ella más energía. Esa es la razón por la cual alguien obeso adelgaza con mayor rapidez que aquel otro cuyo exceso de peso es menor.

El cuerpo suyo tiene 666 músculos, y a cada uno de ellos le gusta ser ejercitado; ¡bendiga a sus músculos utilizándolos! No es necesario que salga a hacer ejercicio todos los días siguiendo el recorrido a paso gimnástico, ni tampoco que vaya al gimnasio o practique en la cancha de tenis, pero el estirarse de vez en cuando para tocar con los dedos la punta de sus pies no le hará ningún daño. Unos pocos molinetes moviendo sus brazos hacia atrás y hacia delante un par de veces al día, no exigirá demasiado de usted, y algunos estirones doblándose por la cintura pueden resultar divertidos de vez en cuando.

No tiene que hacerlo demasiadas veces.

Un poco cada vez y moderadamente es la manera más práctica para usted. Las demandas del ejercicio físico mas que inspirar, desaniman a las personas obesas. Pregúntele al Señor cuánto ejercicio y de qué tipo debería estar haciendo usted.

Probablemente usted quiera dar un paseo diario de media hora, o montar media hora en bicicleta todos los días. Quizás lo que usted necesitaría sería hacerse socio de algún club o gimnasio. El Espíritu Santo es su guía, y Él no le fallará.

Algo que puede dar por sentado es que Dios no le agotará, ni le atormentará con dolor y sufrimiento haciéndole que exagere. Él ama su cuerpo y quiere que usted aprenda a cuidar bien de él.

La falta de ejercicio y el engordar pueden dar como resultado un sentimiento de poca estima hacia sí mismo y depresión. Cuando su amor propio está bajo y se siente deprimido, anhela las comidas inconvenientes con alto grado de calorías; es un círculo vicioso.

Los doctores están de acuerdo en que para tener una salud óptima, se necesita una alimentación apropiada, el debido descanso y ejercicio físico. Entre las enfermedades causadas por una actividad física insuficiente se encuentra la obesidad.

Una creencia errónea muy extendida es que el ejercicio o la actividad física aumentarán el apetito. Los estudios científicos han probado que la cantidad de alimentos que se ingiere, en realidad disminuye cuando la gente pasa de una ocupación de poca actividad a otra de actividad moderada. El ejercicio enérgico antes de una comida actúa a menudo reduciendo el apetito. También si se disfruta del mismo haciéndolo de un modo regular, sustituirá la manera de comer indebida causada por el aburrimiento y la tensión.

A la mayoría de la gente no le gusta la idea de hacer ejercicio para adelgazar, porque hay que hacer tanto para perder tan poco. Desde luego, no es nada inspirador el saber que uno tendría que subir y bajar corriendo escaleras durante cuatro horas para rebajar medio kilo de grasa de su cuerpo. ¿A quien le interesa algo así?

El modo más práctico para el ejercicio es *despacio y moderadamente*. No se desanime. ¡Un poco cada vez es suficiente! En vez de correr una maratón de cuatro horas subiendo y bajando escaleras, intente algo más fácil, como por ejemplo caminar hasta la tienda en vez de ir en automóvil (si no vive a 13 kilómetros de la que tiene más cerca), o correr en el mismo lugar en donde se encuentra durante 30 segundos un par de veces al día. ¿Sencillo, verdad?

Una persona podría perder cuatro kilos al año sólo con subir y bajar las escaleras de su oficina situada en un cuarto piso cuatro veces diarias.

Si está usted inactivo, debe controlar rigurosamente las calorías que ingiere o ganará peso rápidamente; si hace ejercicio de una manera moderada y regular, no sólo se sentirá mejor, sino que también estará quemando más calorías. ¡Sea bueno consigo mismo! La próxima vez que un amigo le sugiera ir a tomar una taza de café, convénzalo para que en vez de ello vaya a dar un paseo con usted.

En lugar de hacer que las noches en las que sale giren alrededor de un restaurante y del comer, realice alguna actividad como el bolear, nadar, caminar a paso gimnástico, jugar al tenis, golf, baloncesto, o ping-pong. Si no sabe hacer ninguna de estas cosas, aprenda. Es usted quien controla las circunstancias y crea las suyas propias.

Si nunca ha jugado golf y va a tomar su primera lección sintiéndose terriblemente cohibido y desdichado por todo el ejercicio que ello implica, dígase que tal vez ahora sea difícil, pero no lo será cuando esté más delgado. Al aprender a realizar actividades físicas divertidas ya para ese día se esta preparando; permanecerá delgado si tiene una variedad de las misma que realizar con su nuevo cuerpo esbelto.

Si vive en la ciudad y está descubriendo que el ejercicio cuesta dinero, puede encontrar formas baratas de llevar a cabo actividades físicas. El andar o correr a paso gimnástico son cosas gratuitas. Si decide hacer esto último, siga un recorrido por el que trote mucha gente; allí vera gran cantidad de personas obesas haciendo lo mismo, y no se sentirá cohibido. Usted no necesita ser una estrella de la pista para realizar ejercicio.

El andar es tan beneficioso como lo anterior; lo único que pasa es que uno tarda más en llegar adonde va. Caminar es algo que cualquiera puede hacer sin pagar nada, y muy divertido. Haga oscilar sus brazos; ande de un modo enérgico; respire profundamente. Se preguntará por que no lo hizo antes.

Si su buzún está al final del camino particular que lleva

a su casa, corra hasta el mismo cada día en vez de ir andando para recoger el correo.

Corra sin moverse de su lugar durante medio minuto o algo así, mientras espera que su lavadora termine de torcer la ropa.

Cuando esté conduciendo o se halle sentado en su escritorio, meta su estómago y cuente de uno en uno hasta veinte; luego aflójelo y empiece de nuevo; haga este ejercicio varias veces al día.

Otro buen ejercicio es evitar usar el ascensor si puede subir las escaleras y también el ponerse de puntillas y luego bajar y subir los talones una y otra vez cinco o diez veces en varias ocasiones durante el día. ¿No es divertido?

No tiene que ser un campeón olímpico para estar delgado y en forma; ni tampoco un «atleta» para disfrutar de un par de actividades físicas que serán de bendición para su cuerpo (cuántas veces ha oído a alguna persona obesa sacudirse de encima el ejercicio diciendo, «Sencillamente, no soy un atleta»).

Una de las principales excusas para evitar el ejercicio físico es que pensamos que la palabra *ejercicio* significa levantar pesas en un gimnasio, practicar la trabajosa calistenia o cualquier otra actividad penosa y enervante.

El término adecuado es *moderadamente*; hágalo de un modo ligero y disfrute de su ejercicio. Sea usted como aquella mujer de cuarenta años que comenzó realizando ejercicios respiratorios profundos al mismo tiempo que empezaba su programa para adelgazar. A medida que iba rebajando de peso añadía unos pocos ejercicios más, y cuando consiguió su objetivo (después de perder 14 kilos), estaba en mejor condición física que cuando era una adolescente y practicaba deportes.

Si empieza despacio y hace ejercicios que le gusten puede ir añadiendo más a medida que reduce peso. Ore acerca de la cantidad de actividad física que realiza. ¿Está ejercitando bastante su precioso cuerpo?

Oración

Amado Señor, mi cuerpo necesita ejercicio. Muéstrame cuánto debo hacer y de qué tipo. Quiero ser un buen mayordomo de este cuerpo, y cuidarlo de la mejor manera que pueda. Deseo que se sienta bien, este fuerte y tenga energía abundante.

¡Escojo hacer ejercicio y cuidar de este cuerpo para tu gloria! Ahora, amado Señor, dame la gracia de traerte gloria y honra por medio de este cuerpo que me has dado.

Señor, mi vida te pertenece, y en este día escojo ejercitar mi cuerpo para Ti.

En el nombre de Jesús. Amén.

Capítulo diecinueve

Cómo alcanzar su objetivo y mantenerlo

stad, pues, firmes en la libertad con que Cristo nos hizo libres, y no estéis otra vez sujetos al yugo de esclavitud. (Gálatas 5:1)

Cinco mujeres están al frente de la sala, sonrientes y luciendo sus insignias de los CV, que dicen, «Lo conseguí». Entre todas han perdido casi 91 kilos.

Sally expresa, «No puedo decirles lo contenta que estoy de poder por fin pasar al asiento de atrás de un coche de dos puertas. Esto era algo que no conseguía hacer antes porque estaba demasiado gorda".

Luego, Karen explica, «Finalmente puedo llevar algo con cinturón. Siempre estaba demasiado gruesa así que llevaba vestidos sueltos. Ahora puedo ponerme trajes sin parecer una pelota de baloncesto.»

«Antes tenía que comprar ropas para hombre» dice Terry, «que eran más grandes y me hacían sentirme más pequeña.

En las prendas masculinas usaba una talla mediana, pero en las de mujer tenía que llevar una súpergrande.»

Bonnie añade, «Esta semana, por primera vez en diez años me he puesto un traje de baño. Siempre que iba a la playa llevaba pantalones cortos y una camiseta, porque yo estaba demasiado gorda para vestir traje de baño. ¡Gracias a Dios esos tiempos han pasado!»

Gloria habla de su deleite cuando pudo quitarse el abrigo. «Llevaba abrigo todo el tiempo. En la iglesia me lo dejaba puesto, y aunque no hiciera frío iba con él. Gracias a Dios que ahora me lo puedo quitar.»

Esas mujeres comparten que llevaban grandes bolsos delante de sí para disimular su gordura, no se podían sentar en una silla plegable o cruzar las piernas; eran incapaces de inclinarse y no podían ponerse ropas que tuvieran cremallera.

La mayor victoria

¿Qué hay mejor que el estar delgado?, pueden preguntar muchas personas obesas. ¿Qué puede ser más agradable que poderse sentar en el suelo con las piernas cruzadas y luego levantarse sin echarse a rodar y agitarse como una marsopa? ¿Qué cosa hay mejor que tirar los vestidos grandes sin forma y los trajes talla 24 1/2? ¿Qué podría ser más placentero que comprar ropa deportiva y tener el aspecto de un adolescente cuando ya se pasa de los treinta?

He aquí lo que dijeron cinco mujeres:

Kay: «¡Estoy tan contenta de estar delgada que apenas lo puedo creer! Pero, a decir verdad, mi mayor victoria no consiste en haber perdido peso. Mi verdadero triunfo fue el que conseguí sobre el "yo" y sobre mis deseos egoístas. Toda mi vida he sido una persona egoísta y exigente: exigía de la gente, de Dios y de mi propia vida. Suponía que toda la demás gente existía sólo para hacerme feliz a mí. ¡Qué grande ha sido el cambio operado en mí! Mi esposo dice que casi no puede creer que sea la misma; que es como tener una nueva esposa. ¿Sabe usted lo que pasaba cuando no podía conseguir lo que quería? Pues, me enfadaba. Estaba enfadada todo el tiempo y cuando eso sucedía, comía—naturalmente todas aquellas cosas que no debía. El perder 26 kilos es algo maravilloso y mediante este adelgazamiento me he transformado en una persona nueva.»

Ann: «Acostumbraba a ser agresiva y ruidosa y me creía osada; pero lo que en realidad hacía era ser insistente. Siempre me sentía arrastrada a hacer algo, a ser alguien, a hacer que se me aceptara, a conseguir la atención y el amor de la gente. Ahora me dicen que no pueden dejar de ver el cambio que ha habido en mí. Sinceramente, tengo un sentimiento real de respeto hacia mí misma y de satisfacción interior que nunca antes experimenté en toda mi vida, y sé que es por lo que Dios ha hecho en mí mientras estaba perdiendo peso.»

Jeanine: «Ya sé lo que quieres decir. Yo tenía muchos problemas que se manifestaban mediante el comer en exceso. Dios me mostró que mi obesidad no era algo aislado, sino que se debía mayormente a la rebeldía que había en mí en cuanto a aceptar Su voluntad para mi vida.

Yo quería mi propio camino, y Él el Suyo. ¡Adivine quién pierde en un tira y afloje como éste! Si no obedezco, soy yo quien pierde, desde luego; si obedezco, gano. Así que decidí obedecer. A veces no fue fácil. A menudo pensaba que estaba siendo torturada innecesariamente, y quería comer algo que no debía. Pero me aferré al programa y he conseguido mi objetivo. ¡Ahora me siento mejor que nunca antes en toda mi vida!»

Gloria: «Todos los días durante un año, conté cada una de las calorías que llevaba a mi boca. No pasé por alto ni un solo bocado; anote todas las calorías. Seguí el programa perfectamente, y he perdido 37 kilos. Ahora bien, un año puede parecer mucho tiempo para estar contando calorías, pero ahora el permanecer en el peso que me puse por objetivo no es difícil para mí, ya que he pasado todo este período adquiriendo nuevos hábitos y actitudes hacia la comida. El Señor me ha mostrado lo egoísta e ingobernable que yo era. Mi vida estaba llena de indisciplina y rebeldía. ¡Y yo ni siquiera lo sabía! Sólo quería, quería, quería... Era colérica, hostil, malcriada, gruñona—llámelo como quiera. Lloro cada vez que pienso cómo Dios se ha deshecho de toda aquella vieja inmundicia que había en mi vida. Hizo algo más que limpiar a fondo mi estómago; también llevó a cabo lo mismo en mi corazón y mi alma.»

Estad, pues, firmes en la libertad con que Cristo nos hizo libres, y no estéis otra vez sujetos al yugo de esclavitud. (Gálatas 5.1)

Ethel Waters, en su biografía *To Me It's Wonderful* (Es maravilloso para mí), habla de su batalla con la obesidad.

Tenía 90 kilos de exceso de peso, y había perdido la habilidad de hacer aun las cosas ordinarias de la vida—como el andar o el sentarse en una silla y luego volver a levantarse. El estar obesa también la había amargado. Aborrecía estar gorda, se odiaba a sí misma por ello y a los demás por recordárselo.

No es nada divertido el estar tan grueso que las actividades normales de cada día se conviertan en obstáculos enormes de superar. Es difícil para el amor propio cuando los cinturones de seguridad de los automóviles y aviones le quedan pequeños. Ethel Waters se sintió humillada y horrorizada cuando un avión en el que se hallaba tuvo en verdad que retrasar su despegue hasta que encontraron una extensión para su cinturón de seguridad lo suficientemente larga como para que pudiera rodear su vientre. Cuando cantaba en conciertos, tenía que llevar un micrófono alrededor del cuello, ya que no se podía acercar lo suficiente a uno de pie; su estómago era demasiado grande. En cierta ocasión Ethel dijo, «No se ría de los gordos; son *inválidos*».

«Si usted está gordo» expresó, «líbrese de su exceso de peso, o puede matarlo, lo sé.» La cantante perdió 91 kilos siguiendo fielmente las órdenes de su médico, y orando a su Padre celestial para que la ayudara. A medida que fue reduciendo peso, también se deshizo de la amargura y la ira. Su amor por Dios y por la gente creció, convirtiéndose en una de las artistas cristianas más queridas de todos los tiempos.

El comer en exceso—sea por la razón que sea—es una atadura. Es como estar en la cárcel o cubierto de pesadas cadenas de pies a cabeza. Uno se encuentra atrapado como un animal en su jaula, incapaz de moverse con libertad. Los atracones y la glotonería son sus esclavizadores; ellos chasquean el látigo y la persona salta como un esclavo apaleado e infeliz. Sea cual fuere la emoción a la que le eche la culpa por su comer en exceso, usted es esclavo de la misma. Puede que diga, «Ay, me siento deprimido, quiero comer un bocadito»; o «¿Cómo puede hablarme de esa manera? No me quiere; nadie me quiere. No tengo a nadie en esta vida, estoy abandonado y solo. Me parece que voy a comer.»

Pensamientos como estos lo llevan de un empujón a la celda de la cárcel y cierran las puertas detrás de usted. Usted está atrapado. La comida entra y su estómago sale; pronto su abdomen sobresale más que su pecho, y en poco tiempo no se puede sentar ya con las piernas juntas. No mucho después, se encuentra incómodo sentado en una silla recta, y tiene que ponerse a horcajadas sobre la misma como si estuviera montado en un caballo. Tampoco está a gusto en un pupitre de escuela, y no puede ponerse los cinturones de seguridad; se halla enviciado, atrapado y azotado. Se ha convertido en un verdadero «inválido».

¿Quién quiere algo así? Ahora que usted ha llegado al programa de mantenimiento por fin ha llegado a la meta. Finalmente, su cuerpo ha surgido de aquella cosa pesada que era usted antes. Su yo real ha saltado fuera de los muros de la prisión. ¡Gracias a Dios, está usted libre! Su Salvador le libertó para que pudiera ser libre. ¡Gloria a Dios, siga firme! ¡No vuelva otra vez a esa horrible cárcel!

Muchos de los CV han dicho después de perder su

peso, «Aquel gordo, sencillamente no era yo. ¡Sabía que en algún lugar dentro de esos kilos de más estaba mi verdadera persona!»

¿Quién pasa al mantenimiento?

Usted empieza con el Programa de Mantenimiento después que ha conseguido las *metas espirituales* que Dios le ha puesto. Este es el momento cuando usted es completamente honesto para con el Señor en su vida. Ya no le esconde las calorías que toma, ni pasa por alto su «Tiempo devocional diario»; lucha con aquellas cosas que aprietan el gatillo del comer como un glotón; deja de quejarse por no poder tomar ciertos alimentos, y permanece fiel a su llamamiento y a la voluntad de Dios para su cuerpo.

Si a usted todavía le dan accesos de cólera y sigue con los atracones de fin de semana, aún no está listo para el Programa de Mantenimiento. Para ello, *debe desear mantener para el resto de su vida la buena obra que el Señor ha hecho en usted,* y no querer prolongar la indulgencia con los apetitos de la carne y los malos hábitos.

Propósito del Programa de Mantenimiento

La razón por la que continuamos con el Programa de Mantenimiento, es para que Dios pueda seguir moviéndose en nuestra vida como Él desea. ¡Hay muchas cosas que el Señor quiere ver realizadas en nosotros y desea seguir adelante con ellas! Cuánto más tiempo sigo siendo indulgente con los apetitos de la carne, sintiendo autocompasión, airándose, comiendo en exceso, cediendo a la gula, a los atracones, al hartarse y comiendo las cosas que no debe, tanto más le llevará a Él el proseguir con las otras cosas maravillosas que tiene para su vida. ¡NO SE LAS PIERDA! El mantener el peso que se había puesto por objetivo es la manera que Dios tiene para seguir gobernando sobre sus acciones y deseos. Nunca debe quitarle a Él el mando.

Cuando comience con su programa de mantenimiento habrá dos cosas que serán diferentes en un principio:

1. Ya no seguirá contando las calorías del mismo modo por más tiempo.
El registrar las calorías ha llegado a ser una segunda naturaleza para muchos de nosotros. Aquellos que han perdido su exceso de peso con éxito en el programa de los CV, están tan acostumbrados a contarlas que les es difícil dejar de hacerlo.

Pero no hay que abandonar dicha práctica por completo. Una vez que ha alcanzado su peso ideal y está en el nivel espiritual de obediencia que Dios desea, usted cuenta las calorías dos veces por semana: los lunes y los viernes. Durante los demás días, escribe en su registro: MANTENIMIENTO. Algunas personas se dan cuenta de que realmente comen menos cuando no llevan tan estrictamente el recuento de las calorías. Esto es debido a que están completamente a la merced de Dios, y dependiendo de Él para que les guíe y dirija.

Si no puede resistir sin contar las calorías, por supuesto continúe haciéndolo. La idea es ir dejando poco a poco las hojas de registro. ¡No lo haga de una vez! Si le resulta molesto el registrarlas los lunes y los viernes, comience eliminando un solo día a la semana, y escriba: MANTENIMIENTO debajo del mismo. Ahora tiene dominio propio, y el que lo posee está listo para pasar a un programa de mantenimiento de su peso.

«¿Pero cómo sé lo que he de comer?» probablemente se pregunte usted. Ya sabe qué comer. Ha estado bastante tiempo en el programa, escuchando la voz del Señor y estudiando Su Palabra como para conocer muy bien lo que debe y lo que no debe comer. Permanezca firme y no esté otra vez sujeto al yugo de esclavitud. Ahora está acostumbrado a decir NO a los apetitos de su carne, y SI al Espíritu Santo cuando le guía al modo de comer según Dios.

Pregúntele al Señor qué y cuánto puede comer. Cuando le pida que le muestre las calorías que debe ingerir, quizás Dios le conteste, «Ya sabes lo que tu cuerpo necesita; ya te lo he enseñado». La razón por la que ahora usted está en el programa de mantenimiento es porque se conoce a sí mismo, y conoce su cuerpo, y porque es usted quien manda.

Imagínese que pasa varias semanas enseñando a un niño a montar en bicicleta. Éste se cae unas pocas veces, comete algunos errores, pero por último lo hace muy bien; adquiere coordinación y permanece en la bicicleta. Usted puede ver que el niño ha aprendido a montar, y entonces le dice, «Muy bien, estás listo para hacer una excursión en bicicleta».

«¿Pero cómo he de montar?» le responde el chico.

«Ya te he enseñado como se hace» le responde usted, «ahora ya sabes, y lo único que necesitas es montar.»

«¿Pero cómo? ¿Qué he de saber para guiar la bicicleta?»

«Ya te he enseñado todo lo que necesitas y me has demostrado que sabes cómo montar; estás preparado. ¡Adelante!»

Usted quita su límite de calorías ya que a estas alturas usted *sabe* cuántas le hacen falta para mantener su peso (capítulo 22). La razón por la cual Dios quiere que usted actúe sobre lo que sabe, es que quiere enseñarle algo nuevo. No le quiere para siempre en las mismas viejas rutinas. Usted ha aprendido mucho acerca de sí mismo y de su cuerpo. Ahora, ¡adelante! ¡Él tiene todavía un montón de cosas más para usted!

Todos los días, cuando salga de la cama, pregúntele al Señor lo que debe comer; entréguele su día y cada bocado de comida que se pondrá en la boca. Las tres preguntas principales que ha de hacerle, son:

1. ¿Puedo comer?

2. ¿Puedo comer_____?
   (Nombre las comidas)
3. ¿*Cuánto* puedo comer?

No le pregunte a Dios qué es lo que Él quiere que usted coma. Si está sentado en un restaurante y la vitrina giratoria de las tortas está a la vista, no diga, «¿Puedo comer esa fea torta?» y luego, como está hambriento, se conteste a sí mismo, «Pues claro, voy a comerla. Sólo tiene 400 horribles calorías; pero no tienes que preocuparte, ¡ahora estás en mantenimiento!»

Usted está en mantenimiento, por lo tanto hay mucha más razón para *estar firme*. Las tortas no deberían serle ahora menos indeseables que cuando estaba perdiendo peso. La señora Neva Coyle no tomó helado durante dos años, y explica, «Eso es algo para toda la vida; cosas tales como los dulces y los helados no son amigos míos. Tampoco son «regalitos», se lo aseguro, sino enemigos. No considero los pasteles y las galletas como refrigerios; especialmente cuando antes pesé 112 kilos. Esos comestibles son amenazas para mi salud y bienestar. Escojo estar firme, y no caer de nuevo bajo el yugo de esclavitud en el cual ese tipo de «refrigerios» y «regalitos» una vez me esclavizaron. Mis regalitos ahora son las comidas vigorizantes y saludables del tipo que le gustan a mi cuerpo: tales como fruta fresca, yogur, verduras crudas y jugos naturales.»

2. *Tendrá una conciencia mayor de sí mismo mediante su diario.*

Guarde un registro muy preciso de sus sentimientos, estados de ánimo y comportamiento. En su diario haga anotaciones con más detalles y pase más tiempo estudiando las Escrituras; la razón para hacerlo es que usted necesita tener un control absoluto sobre sí mismo, sus deseos, sus pensamientos, necesidades, sueños, emociones y acciones. No deje nada al azar; usted no perdió peso «por casualidad», sino que ello requirió un esfuerzo concentrado de su parte y trabajo arduo. ¡No afloje ahora! En todo caso tire de las riendas.

Para hacer de su programa de mantenimiento una realidad viva y gozosa como debiera ser, vuelva otra vez a la práctica de llenar una hoja de tarea de Deseo-Acción. Escriba en la misma sus anhelos y las acciones que está emprendiendo para conseguirlos. Lo que quiere ahora es mantener su peso ideal, ¿qué va a hacer en cuanto a ello?

Aplique también esto a otros aspectos de su vida.

He aquí lo que escribió una mujer que estaba en el programa de mantenimiento:

DESEO	ACCIÓN
Dejar de gritar a los niños.	Empezar cada día orando por cada uno de ellos. Escoger un texto de la Escritura para ellos, y repetirlo todo el día, con objeto de tener los pensamientos de Dios en cuanto a mis hijos, en vez de los míos que pueden ser perjudiciales y egoístas. Ir temprano a la cama para estar descansada.
	Asegurarme de que comprenden claramente sus deberes, e informarles del castigo que tendrán si no cumplen con ellos cuando se les requiere. Esto eliminará mis gritos y el que me enfade con ellos. Prestar mucha atención a nuestra dieta, para que estemos tomando muchas vitaminas B (necesarias para tener unos nervios sanos). También añadir más calcio.
	Meditar en lo que haría Jesús si estuviera en mi lugar. ¿Cómo ve Él ésto? ¿Cuáles son Sus sentimientos acerca de mis hijos y de nuestra situación? Él no gritaría. ¿Qué haría Él?

Este también es un buen momento para que usted haga de nuevo su *Cuadro de la voluntad de Dios para mí*, ya que no querrá descartar dichas prácticas de su vida. Usted debería confeccionar esos esquemas continuamente a lo largo de toda su existencia, con objeto de mantener un contacto íntimo *consigo mismo*. Recuerde que es usted quien controla su vida. Estas son algunas herramientas para ayudarle a permanecer en dicho lugar de control.

Uno sigue estando al mando si continúa en contacto íntimo con su yo, sus sentimientos y sus acciones. A estas alturas, su diario es de vital importancia.

Extienda su nuevo dominio propio a otros aspectos de su vida; usted, tiene templanza en cuanto al comer, y también en otros terrenos.

Algunas tentaciones que surgen al pasar al Programa de Mantenimiento

Usted no se sentirá tentado a comer en exceso como antes, pero probablemente se enfrente al impulso de relajarse en su dependencia de Jesús. Por eso deberá hacer algo para aumentar esta última. Usted quizá se verá ante la tentación de decir cosas como:

«Oh, una pequeña porción de _____
(comida que engorda y nociva) no me hará daño; después de todo ya he conseguido el peso que me proponía.»

«¿Qué es una ración de _____
(comida que engorda y nociva)? Una sola ración no me hará daño.»

«Quizás me salgo del programa por sólo *esta vez*...»

«Me merezco un _____
(comida que engorda y nociva) por trabajar tanto para perder peso.»

¡No se olvide de que fue esa mesa cargada de pasteles y galletas, ese escaparate de la pastelería, aquella heladería, esos pos tres, salsas, comidas tan condimentadas y que engordan, lo que en otro tiempo lo tentó hasta el punto de afear su cuerpo! ¿Quiere usted convertirse de nuevo en prisionero de dichas comidas? *Estad, pues, firmes en la libertad con que Cristo nos hizo libres, y no estéis otra vez sujetos al yugo de esclavitud. (Gálatas 5.1)*

Haga una lista de «yugos de esclavitud» que en otros tiempos lo tuvieron preso; incluya asimismo las razones por las que comía en exceso, y luego escriba cómo Jesús lo ha sanado de las dolencias que le hacían comer.

La verdad es que:

Un pedacito de esa comida que engorda insalubre puede dañarlo enormemente, y moverlo a empezar de nuevo con los hábitos que hicieron al principio que usted engordara. Ahora está en Mantenimiento; más razón para tirar de las riendas.

Una ración de ese plato que hace engordar y es nocivo para su salud puede perjudicarle de veras. No es sano, engorda y su cuerpo no lo necesita. Diga NO a su apetito y SI a lo que requiere su organismo; sea bueno consigo mismo.

Usted es libre para permanecer siempre delgado, y no sólo por un poco de tiempo. Ahora sabe cómo decirse NO a si mismo. No provea para los deseos de la carne.

La única comida que se merece es aquella que sirve de bendición a su cuerpo y a su alma; los alimentos buenos, sanos y saludables que harán que su organismo funcione lo mejor posible. ¡Usted tiene derecho a las cosas mejores! Es un hijo de Dios muy especial, y su maravilloso cuerpo ha de recibir un trato superior al de comer golosinas. ¡Usted trabajó de verdad para perder peso, y se merece lo mejor!

Oración

Padre, estoy libre en el nombre de Jesús; porque Él me hizo libre. Me mantengo firme, y no estaré otra vez sujeto al yugo de esclavitud.

Ya no soy un esclavo de la ira, la venganza, la frustración, la soledad, el nerviosismo, la preocupación o el aburrimiento.

Ya no como para recompensarme a mí mismo. Tampoco como para consolarme.

No como para hacerme «regalitos».

Ya no soy esclavo de los hábitos alimenticios de otras personas, ni me alimento de comidas nocivas para la salud y que engordan con objeto de agradar a otros o para no herir sus sentimientos.

Como de acuerdo con la Palabra de Dios: para glorificar al Señor en mi cuerpo.

Hago estas declaraciones en el nombre de Jesucristo, mi Señor y Salvador, quien me redimió del pecado y de la muerte al morir Él mismo en la cruz. Su sangre se derramó por mí, para que pueda ser libre para amarlo y servirle con todo mi cuerpo, alma y espíritu.

¡Padre, te doy gracias en el nombre de Jesús porque estoy libre del comer en exceso, de la gula, de los atracones y de la obesidad para siempre! ¡Libre para ser delgado!

Gracias por mi programa de mantenimiento que empiezo en el nombre de Jesús y para Tu gloria.

En el nombre de Jesús. Amén.

Capítulo veinte

Conserve lo que le pertenece

Aquí están el Señor y la señora Triunfador. Están de pie en el umbral de su nuevo hogar, que han pasado construyendo los últimos meses. Es el sueño de toda una vida hecho realidad. Siempre habían querido tener una casa nueva. La decoración y el acabado está completo, y ellos se disponen a mudarse a la misma. Están tan contentos que saltarían de alegría.

Mientras admiran la bonita construcción y los retoques de la casa, ven que viene hacia ellos una tormenta. Entran a la casa unos momentos antes de que el cielo se abra violentamente y el viento y la lluvia acometan contra el vecindario. ¿Y qué es lo que hacen a continuación los señores Triunfador? Mientras la tormenta ruge afuera, en vez de cerrar todas las ventanas y las puertas, de repente las abren. Dejan la puerta de entrada abierta de par en par, y también las de la parte de atrás de la casa, las del patio y las del garaje.

Luego observan como la lluvia estropea el papel de las paredes, la alfombra y gritan, «¡Ay, pobres de nosotros! ¡No hay desgracia que no nos ocurra!» Entonces arrastran sus muebles afuera y los dejan en el barro, llorando y diciendo, «¡Qué cosa tan terrible; aun los muebles se están echando a perder con la tormenta!»

¿Le parece exagerado? No lo es del todo. Por un momento mírese usted—ahora tiene una nueva figura, está delgado y esplendido para Jesús. Su cuerpo es esa hermosa casa nueva por la que ha trabajado con tanto ahínco. ¿Qué hará usted cuando las tormentas de tentaciones se le aproximen? ¿Abrirá las puertas y las ventanas de su corazón y de su mente para que las tempestades lo arruinen todo? ¿Dejará que las tentaciones deterioren alguna parte de su nueva y hermosa persona?

¡No lo permita!

Si el señor y la señora Triunfador aman de veras su nuevo hogar, lo protegerán; se asegurarán de que esté bien construido, para que pueda soportar las tormentas. Lo cuidarán y procurarán que se halle siempre en buenas condiciones. Es importante, porque han invertido mucho en el mismo.

La inversión suya es aun mayor—ha invertido su propia vida. Si su casa hubiera de ser destruida su cuerpo no moriría necesariamente por ello; podría continuar viviendo, aunque habría de buscarse otro hogar. Pero no pasa lo mismo con su cuerpo; si éste se destruye, ¿a qué otro lugar puede trasladarse usted? Es asombrosa la cantidad de gente que cuida mejor su casa que su precioso cuerpo.

También Dios ha invertido en usted.

Cuando el hombre fuerte armado guarda su palacio, en paz está lo que posee. Pero cuando viene otro más fuerte que él y le vence, le quita todas sus armas en que confiaba, y reparte el botín. (Lucas 11.21–22)

Usted mantendrá para siempre el peso que se puso como objetivo si ejerce una vigilancia constante de su boca y su apetito. No debe suponer ni por un momento que porque está delgado puede relajarse y quitarse la armadura. Ya sabe que está en guerra para siempre. A estas alturas usted es un soldado con experiencia, del tipo que guía a otros a la victoria que ha conseguido. Tal vez usted quiera decir, «¿Pero cuándo se va a terminar todo esto? ¿En qué momento dejaré de ser el perpetuo soldado en el campo de batalla de la vida? Es aburrido estar siempre de guardia alrededor de la comida.»

Escuche, estando en el ejército de Dios usted nunca se aburre. Cuando usted está en la batalla del Señor, nunca se queda agotado o hastiado con Él allí mismo a su lado, en la linea del frente. Él es el vencedor todas las veces. En Él vivimos y nos movemos y somos. Así que no piense ni por un momento que el mantener su guardia levantada contra la tentación será algo tedioso. No es cierto. ¡Es vigorizante! Le imparte energía a usted. Cierta señora de los CV que había logrado su objetivo, dijo, «Mi marido no se puede explicar cómo he adquirido tanta energía. Me dice que soy realmente una central de fuerza. ¿Qué le parece? Cuando estaba gorda no tenía ni una pizca de vigor; me sentía sencillamente desganada todo el tiempo.»

Gálatas 6.9 dice: «*No nos cansemos, pues, de hacer bien; porque a su tiempo segaremos, si no desmayamos.*» Lea este versículo y dígase, «Yo, no te desanimes de hacer el bien. Hasta ahora has estado magnífico, no te desalientes en este momento. Ha llegado tu oportunidad. No vayas a desmayar ahora. ¡Lo has conseguido! ¡Tu cuerpo está sometido a Dios! Has obedecido, te has negado a ti mismo, has rechazado la indulgencia para con los deseos de la carne, y ahora tienes un cuerpo nuevo y maravilloso con el cual glorificar al Señor. ¡Yo, alaba a Dios por la sabiduría para estar firme y permanecer en guardia!»

Recuerde: A aquel viejo yo ingobernable que usted tenía antes le gustaría dejar a un lado la sabiduría cuando usted más la necesita. Imagínese que tiene justo enfrente la bandeja de galletas, y que todavía no ha comido. ¿Qué daño puede hacer una galletita? (¡Adiós sabiduría!) ¿Qué mal pueden hacer dos galletitas? (¡Hola, Tonto!) ¿Tres? ¿Seis? Después de la décima pierde la cuenta. No me mire de ese modo; podría sucederle a usted. La guardia es su amiga. Ámese a sí mismo; ame su sabiduría y su integridad. Ahora usted es una persona nueva y hermosa, usted no agoniza ya por un plato lleno de galletas. Su gusto está establecido en otras cosas. Deje que la gente gorda se coma las galletas; usted coma la Palabra de Dios y ore por los obesos.

Vestíos de toda la armadura de Dios, dice en Efesios 6. Ahora bien, ¿por qué tiene una persona que ir por ahí con toda la armadura de Dios puesta? ¿No es agotador? ¿No es un poco aburrido tener que arrastrar por todos lados y en todo momento la armadura de Dios completa? Vamos, creo que una persona podría pensar en cosas mejores que hacer, en lugar de tirar día y noche de una cantidad de pertrechos.

¿O no? No, no podría. Delgado, no se ponga sólo la armadura de Dios; vista *toda* la armadura de Dios. Cúbrase por completo, ciérrese la cremallera, abróchese, cíñase bien. Que no queden agujeros, grietas, desgarraduras o descosidos en la armadura completa de Dios. El plan de Satanás es que usted vuelva a engordar otra vez, robarle la victoria, hacerle desdichado. Él odia a Dios, y también a usted, y quiere destruir cualquier cosa que glorifique al Señor. Le gustaría romperle todos los huesos de su cuerpo y deshacerle por completo; quisiera convertirlo en un montón de lodo y que usted maldijera a Dios. El diablo aborrece el hecho de que usted ya no es obeso y feo; él odia el que usted se vea como debe verse.

¿Ve usted por que estamos hablando de toda la armadura de Dios?

Porque no tenemos lucha contra sangre y carne, sino contra principados, contra potestades, contra los gobernadores de las tinieblas de este siglo, contra huestes espirituales de maldad en las regiones celestes. (Efesios 6.12)

Su lucha no es contra tal o cual marca de pastelitos, ni tampoco es la torta de queso lo que martillea sus papilas gustativas y grita, «¡COME! ¡COME!» Contra quienes usted pelea es contra los *principados*, las *potestades*, los *gobernadores de las tinieblas* de este siglo, las *huestes espirituales de maldad* en las regiones celestes. Persona magnífica, usted necesita *toda* la armadura de Dios.

¿Cómo se consigue? Es relativamente sencillo: siga siendo completamente honesto con el Señor. Continúe en completa y permanente comunicación con Él, esté firme, por lo tanto, habiendo ceñido sus lomos con la verdad. *Ceñir* significa rodear o atar con un cinturón o una faja; circundar, encerrar. Esto es lo que hemos de hacer con la verdad: atarnos con ella y en ella. Él es verdad.

Conéctese con el cielo mediante una línea directa que llame regularmente con el sonido de sus oraciones. Hable continuamente con Dios. Alábelo, adórelo. Manténgase absorto en la Palabra; nunca la abandone, y escuche cuando Él le hable.

Un CV que perdió 26 kilos dice, «Cuando no permanezco en la Palabra, empiezo a tropezar».

Vez tras vez se oye expresar lo mismo a cientos de CV triunfantes.

«Cuando no me ocupo en la Palabra, corro el riesgo de ganar peso; me expongo a comer en exceso.» «Siempre es cuando no soy fiel en leer la Palabra, cuando como lo que no debía.»

«Cuando oro todos los días y le pido al Señor que me muestre lo que debo comer, cuando medito en las Escrituras y me hablo la Palabra a mí mismo, no estropeo las cosas; permanezco fuerte y ceñido.»

¡Lo mismo pasará con usted! Usted necesita su «Tiempo devocional diario» del mismo modo que aire para respirar y agua para beber; de igual manera que el descanso y la comida. Lo precisa como precisa la vida para vivir.

Vestidos con la coraza de justicia. La coraza es la defensa espiritual que protege su corazón. Hipotéticamente, el corazón es el centro de su ser; el pozo del que brotan sus emociones, su conciencia, sus deseos, sueños y afectos. Vístase de la justicia como de integridad. ¡Y hablando de integridad!

En cierta ocasión, una CV que llegó a perder más de 45 kilos, fue a una heladería con su esposo. Él estaba acostumbrado a comer helados de crema con frutas, almíbar y nueces, colmados de dañina crema batida (¡después de haber experimentado el gozo de comer requesón y yogur nunca volverá usted a ese tipo de cosas!) y pidió a la esposa que le acompañara en su indulgencia. Ella pensó, «Bueno, ¿y por qué no? Puedo permitirme una cucharada de helado[10] de 150 calorías...». A pesar de aquellas peligrosas palabras, la coraza de justicia estaba todavía en su lugar. Había estado en su programa para adelgazar durante más de un año, y desarrollado nuevas pautas, aunque su vieja naturaleza hambrienta levantaba ahora la cabeza en aquella situación tentadora.

Tomó el menú y comenzó a leerlo—algo que había dejado de hacer hacía tiempo. Estaba muy consciente de los peligros que implicaban sus acciones. Los menús

---

[10] ¿Se ha estado diciendo usted que el helado es nutritivo porque se supone que es un producto lácteo? He aquí sólo unos pocos de los más de 60 aditivos químicos que pueden encontrarse dentro de su helado favorito: carragaheno, furcelerano, agaragar, alcino, sulfato cálcico, gelatina, goma karaya, goma de algarroba, goma de avena, goma de tragacanto, mono y diglicéridos, polisorbato 65 y 80, carboximetilcelulosa sódica, alginato de propileno glicol, celulosa microcristalina, dioctil sulfocinato sódico, citrato acídico, fosfato disódico, pirofosfato tetrasódico, hexametafosfato sódico, carbonato cálcico, óxido e hidróxido magnésico. Esos aditivos se utilizan para simular sabor, color, consistencia, y para prevenir la formación de cristales durante el almacenamiento. En la etiqueta de los helados no aparece la lista de los ingredientes. Si usted todavía está cantando la canción del helado: «Yo quiero helado, tú quieres helado, todos queremos helado», es tiempo de cambiar a otra diferente. Ese postre con alto grado de calorías y cargado de azúcar sencillamente no es lo que usted cree.

hacen que las peores cosas parezcan deliciosas y algunos de ellos incluso presentan fotos de las comidas, que son «mortíferas» para los comilones.

La mujer leyó las descripciones de cada plato y cuando el camarero llegó para recoger su pedido, su marido encargó aquel empalagoso platillo, y ella expresó—como si estuviera programada para emitir dichos celestiales— «Para mí, un té, por favor».

¡Qué palabras tan hermosas!

Cuando usted se encuentra preparado espiritualmente para pasar a la fase de mantenimiento en su programa para adelgazar, no está ya *desarrollando* hermosos hábitos en cuanto al comer, sino que los *vive*. Aquella CV no tenía la costumbre de comer helado. En cierta época de su vida, sus afectos estuvieron puestos en cosas tales como aquellos postres con alto grado de calorías; pero ahora estaban totalmente poseídos por Jesús. El mantener el peso que uno se propuso alcanzar es lo mismo que segar los beneficios de los hábitos que ha sembrado para perder peso.

Calzados los pies con el apresto del evangelio de la paz. Usted ya no está tropezando por ahí confundido o perplejo. ¡Ahora anda en el Espíritu! ¡Usted es prudente y capaz de hacer elecciones acertadas! Tiene bondad para consigo mismo. ¿Puede alabar al Señor en este momento preciso en el que está leyendo esto y darle gracias por su andar en el Espíritu?

¡Usted es participante de la naturaleza de Dios! ¡Usted ha crucificado los deseos y pasiones de la carne!

¡Usted está andando en el Espíritu, y sus pies están calzados con las verdades de la Palabra de Dios!

Tomad el escudo de la fe, con que podáis apagar todos los dardos de fuego del maligno. (Efesios 6.16)

Cada día, cuando pasa su «Tiempo devocional diario» y ora al Señor acerca de su apetito, está ejerciendo la fe. A Él le agrada su fe. *Sin fe es imposible agradar a Dios. (Hebreos 11:6)* Cuando usted confía en el Señor para que le ayude con su problema del comer en exceso, está poniendo fe en que verdaderamente Él le ayudará.

El clamor de muchos comilones es, «¿Cómo puedo ser un buen testigo de Jesús con lo obeso que estoy? ¿Cómo puedo decirle a la gente que el Señor les ayudará con sus problemas cuando el mío es tan obvio?»

Una mujer llamada Sharon escribió en una hoja de respuesta estas trágicas palabras:

«En marzo de este año, una noche estaba en mi trabajo hablando con algunas de las mujeres. Una de ellas estaba realmente preocupada por su esposo y por la manera terrible como aquél trataba su salud, y luego comenzó a criticar a todos los que fumaban y bebían. Pues bien, cuando abandonó la habitación, las demás explotaron diciendo, "¡Qué poca vergüenza! Hablar acerca de cómo otros perjudican su cuerpo cuando ella está tan gorda." Yo me encogí en mi silla, porque yo mido un metro cincuenta y siete centímetros y pesaba 88 kilos. Esas mujeres sabían que yo era creyente y de repente me sentí muy avergonzada. También yo había criticado a las personas que fumaban y bebían, y sin embargo no era mejor que ellas. Estaba matándome a mí misma con mi exceso en el comer.»

Entonces, Sharon dejó de compadecerse de sí misma y tomó su escudo de la fe. Para el 31 de julio había perdido 12 kilos. Leyó acerca de los CV en el periódico, y la comunión que encontró allí con otros creyentes que estaban aprendiendo a llevar sus escudos de la fe fue la ayuda y el ánimo que necesitaba. «Sencillamente, nunca antes había sabido que Dios podía ser mi fuerza en este aspecto de mi vida» explica.

Las mujeres de su trabajo no supieron el impacto que habían tenido en ella sus palabras aquel día de marzo, pero ahora pueden ver el cambio que se ha operado en Sharon, y darse cuenta de que Jesús está haciendo diferente la vida de ella, y el Señor es lo suficientemente grande como para ayudarla a adelgazar.

¡La obesidad no debería impedir a nadie hablar a otros del amor de Jesús! Hay una frase popular que corre por ahí con las iniciales S.P.J.N.H.T.T.C., que interpretadas son: «Sea paciente, Jesús no ha terminado todavía conmigo». Sí, Él nos cura de todas nuestras enfermedades, nos libra de la destrucción y es el Salvador de la humanidad. ¡Nos salva del comer en exceso!

...tomad el yelmo de la salvación, y la espada del Espíritu, que es la palabra de Dios. (Efesios 6.17 RVR)

Una CV que era relativamente nueva en el programa, cierto día tuvo una experiencia espeluznante cuando iba al trabajo. Aún era temprano, y yendo por la carretera, vio que en el asiento contiguo al suyo había una caja de galletas casi vacía que sus hijos habían dejado allí. Estaba sin desayunar, así que sin pensarlo alargó la mano y tomó una de dichas galletas. Después de haber comido alrededor de seis, su apetito había sido despertado de tal manera que podía haber engullido cualquier cosa que estuviera a la vista; así que decidió que, ya que tenía tiempo suficiente, pararía en un restaurante para desayunar.

Comería huevos, jugo, tostadas, etc., etc., etc... Salió de la carretera y condujo hacia dicho lugar. Cuando entró en el aparcamiento situado detrás del restaurante, estaba prácticamente sin respiración. Sabía el aspecto que tenía el menú con todas aquellas fotos de paltos tentadores; podía ver las filas y más filas de comidas anunciadas, y casi oler el tocino friéndose en la cocina, y las tortas calientes en la parrilla. Saltó del coche y se dirigió hacia la puerta. De repente, oyó dentro de sí el versículo de la Biblia: *«¿Habiendo comenzado por el Espíritu, ahora vais a acabar por la carne?»* (Gálatas 3.3) Se detuvo allí mismo. Aunque ella no lo creía, sus pies estaban todavía calzados con el evangelio de la paz. La Palabra de Dios era aún su espada poderosa.

«No tengo por qué hacer esto» se dijo a sí misma. «Puedo volver a mi automóvil y parar ese atracón antes de que empiece.» Aquellas galletas habían provocado una respuesta de ansia por comida dentro de ella, y muy bien hubiera podido comer bastante para seis personas en un pequeño e inocente desayuno. Evidentemente, no habría pedido con prudencia un huevo cocido y una tostada de pan de trigo sin mantequilla (uno no come prudentemente cuando se está dando un atracón), sino que habría comido como una monstruosa trituradora de basura humana. Ella lo sabía, y también el Señor.

Fue la Palabra lo que la detuvo—¡La Palabra de Dios!

Empápese de esa Palabra, para que la misma pueda sujetarle estrechamente y lo guarde de sí mismo. La espada del Espíritu cortará y rasgará en girones cada confabulación solapada y mentirosa para que usted se atraque y vuelva a estar obeso.

La mujer volvió aprisa a su automóvil y llegó a su trabajo temprano; allí tuvo su «Tiempo devocional diario» con Jesús, dándose un festín de magnífica comida espiritual. ¡Qué victoria tan maravillosa!

Oración

Querido Jesús, escojo no permitir que nada interfiera en mi relación contigo ni con la enseñanza que has traído a mi vida referente al comer.

Me cubro completamente con la armadura tuya, para que pueda resistir a la tentación y no ceder. Me ciño el cinto de la verdad alrededor de mi cintura. Me pongo la coraza de justicia e integridad. Calzo mis pies como preparación mediante la lectura y la meditación diaria en Tu Palabra. Levanto en alto el escudo de la fe, que viene por leer la Biblia. Apago los dardos de fuego de Satanás en Tu maravilloso nombre.

Amado Jesús, escojo el yelmo de la salvación. Tomo la

espada del Espíritu, que es la Palabra de tu Padre. Escojo orar en todo tiempo en el Espíritu, y estar alerta contra aquellas cosas que me pueden destruir.

Así oro, oh Señor, para confirmar mi compromiso contigo y ejercer mis derechos como hijo tuyo. En Cristo tengo la victoria.

Te amo, Jesús. Amén.

Libre para ser delgado

Capítulo veintiuno

Cómo hablar de perder peso sin ser un latoso insoportable

¿Qué podría ser peor que sentirse emocionado con algo y compartirlo con los amigos descubriendo a continuación que los está aburriendo soberanamente? Tal vez usted se pregunte, ¿Qué les pasa a todos? ¿Por qué no se sienten tan fascinados como yo hablando de mi comida: dos claras de huevo cocidas, tres rábanos, cuatro zanahorias en rodajas, dos tallos de apio y tres cucharadas de requesón? ¿Dónde está el redoble de tambores cuando hablo de la manera en que siempre separo toda la piel y la grasa de mi pollo, y nunca—¡no NUNCA!—como las verduras con mantequilla o margarina?

¿Por qué no oyen todos los demás el mismo coro celestial que yo, cuando anuncio que peso 800 gramos menos que el martes pasado a esta misma hora? ¿Ha llegado el mundo a estar tan endurecido que ni siquiera puede apreciar mis deliciosos desayunos de leche descremada, una cucharada sopera de germen de trigo, medio pomelo y suplemento vitamínico?

Una persona que habla sin cesar de su dieta no sólo es un latoso para otros, sino que por lo general se ha nombrado a sí mismo pregonero para los estómagos del mundo. Usted no se atrevería a comerse una patata asada enfrente de algunos dieteros (aunque hubiera omitido prudentemente la mantequilla y en vez de ella una cucharada sopera de requesón), porque aquellos le clavarían la vista hasta que usted perdiera el apetito. Usted ya ha observado esa expresión insidiosa y vaga en la cara de una persona que expresa, «Santo cielo; de verdad te vas a comer eso!» Usted es un comilón victorioso, y tiene la cabeza en su sitio.

La gente sólo necesita verlo para comprender que usted esta libre de la esclavitud de aquellas comidas nocivas que engordan. Toda su persona tiene un aspecto magnífico. ¡Pero si es *obvio*! Por lo tanto no necesita hacerle mal gesto a la grasienta hamburguesa de otro, ni ponerse encima de una plataforma improvisada para predicar contra el pecado de la gula en la próxima celebración festiva a la que asista.

La gente no sólo estará contemplando que usted está más delgado, sino también más feliz. La razón es porque cuando una persona vive en obediencia a Dios, se convierte en alguien mas dichoso. No hay manera de ser más feliz que obedeciendo a la voluntad del Señor.

Desde el principio usted sabía que el comer en exceso era un problema espiritual. Esto es algo humillante y no querrá jamás que esta liberación divina se ponga rancia en su corazón al señalar con dedo acusador a otra gente gruesa. Bendígalos y tenga compasión por ellos, y para con usted; Jesús la tiene.

La única manera de compartir el amor y la bondad del Señor es en amor. Jesús no lanza dardos venenosos a las personas obesas, sino que les dice, «Venid a mí, todos los que estáis trabajados...». Él no condena y vuelve la espalda a aquellos que comen lo que no deben, sólo expresa, «Yo soy el pan de vida».

El comer alimentos saludables no debería convertirse en doctrina. La enseñanza fundamental debe ser siempre Cristo crucificado, resucitado y viniendo de nuevo. Él vino a liberarnos y debemos tener cuidado de no enredarnos hablando de los males de la comida insalubre que hay en el mundo. «Sed prudentes como serpientes y sencillos como palomas» nos dice Jesús.

A los CV se les enseña que no deben hacer propaganda de la organización, ni buscar reclutar nuevos miembros. "Hablen de Jesús» —se les dice— «no de los CV. Ganen a sus amigos al Señor; ese es nuestro propósito.» Si se lleva a aquellos a una reunión de los CV en contra de su voluntad, se ponen rebeldes y enfadados; porque toman a mal que alguien les diga que deberían dejar de comer tanto.

El amar es algo que usted hace. Usted debe tratar a la gente con amabilidad, animar a otros, debe dar de su tiempo y energía para ayudar a los demás; debe actuar como si los cuerpos de ellos fueran tan importantes como el suyo propio.

Cierta mujer de los CV había estado atacando a los alcohólicos durante varios años, hasta que se dio cuenta de que 1 Corintios 3.16–17 se aplicaba tanto a los bebedores del mundo como a ella: *«¿No sabéis que sois templo de Dios, y que el Espíritu de Dios mora en vosotros?»* Aquellas palabras la inspiraron para perder 27 kilos de grasa que le sobraban.

El perder peso y cambiar su manera de comer para la gloria de Dios le proporciona un corazón misericordioso y comprensivo para con los demás. Nunca le hace criticón, acusador o presuntuoso.

Porque toda la ley en esta sola palabra se cumple: **amarás a tu prójimo como a ti mismo** *(Gálatas 5.14).* (Énfasis de la autora).

Así es usted; ese es el tipo de persona al que pertenece. Usted ha sido llamado a la libertad. No deje que dicha libertad sea un incentivo para la carne. Usted es la clase de persona que se ama a sí misma y ama a los demás. También sirve a los otros por medio de los recursos que ha adquirido pasando tiempo a solas con Dios. Busca manera de ser amoroso y de ayudar a los que le rodean. Es alguien fuerte y compasivo.

No hace nada por sí mismo, sino todo mediante el Señor. Usted actúa en amor puramente bajo la dirección del Espíritu Santo. Usted se preocupa por los demás y no censura a otras personas obesas.

Usted no critica a aquellos que todavía comen cosas que no son nutritivas y dañan su cuerpo. Tiene misericordia y compasión de los mismos y ora fervientemente pidiendo ayuda y dirección para ellos. Usted es un comilón victorioso y está libre para ser delgado.

Las palabras de los comilones victoriosos no son ya, «Soy un fracaso», sino, «¡TENGO LA VICTORIA!»

Tengo la victoria

Ahora camino en victoria. Soy totalmente victorioso sobre la comida. No abuso de la misma, ni la utilizo buscando satisfacción, recompensa o como un escape emocional. No expreso mi enfado o frustración comiendo en exceso.

Sólo Jesús me satisface; sólo Él me da las fuerzas para enfrentarme con la ira y la frustración, y para cumplir con mis responsabilidades diarias. No necesito más premio que el de vivir en un pacto de obediencia con Él. Él es Dios, mi Padre; es mi Salvador en la persona de Jesucristo, y mi ayudador en el Espíritu Santo.

Hoy adoro a Dios en obediencia, alabanza y con actitudes positivas. Él me ama y yo también me amo y respeto a mí mismo. Jesús murió por mí, y ha perdonado todos mis pecados. Tengo derecho a lo mejor de la vida, porque Cristo murió para dármelo.

Me he deshecho de las obras de la carne y revestido de la justicia de Cristo. El Espíritu Santo me da el poder para ser libre y no comer aquellas cosas que engordan. Seré delgado en el nombre de Jesús y para Su gloria.

Él es mío, y yo completamente Suyo. Uso la Palabra de Dios como arma en la lucha. Peleo ganando batallas, y no cedo a las comidas que no son nutritivas ni a las obras de la carne. Escojo caminar en el Espíritu por el poder de Dios que Él me infunde.

¡TENGO LA VICTORIA!

Capítulo veintidós

Comida para reflexionar

Por lo general, una persona obesa quiere ser mucho más delgada de lo que realmente debería. Cierta mujer que ahora pesa 125 kilos, sueña con llegar a pesar algún día tan sólo 48. Este pensamiento es tan imposible y agotador para ella que corre al refrigerador por algo que comer «para calmar los nervios». Quizás para el Señor su peso ideal serían 66 kilos, lo cual todavía está bastante lejos, pero no tanto como aquellos 48.

Para mantener su peso en 48 kilos algún día, uno no tendría que ingerir más de 1.680 calorías diarias; si su peso es 66, el límite sería de 2.310 calorías.

He aquí cómo esto funciona. Calcule su peso ideal (después de consultar al Señor) y multiplíquelo por 35.

Por ejemplo: su peso ideal son 61 kilos, multiplicándolo por 35, obtendrá 2.135; esta es la cantidad de calorías que puede consumir cada día para mantenerlo. Por lo tanto, el numero de calorías que usted puede ingerir para mantener dicho peso ideal es igual a treinta y cinco veces el índice del mismo.

Sin embargo, usted todavía no está adelgazando nada. Con objeto de rebajar un kilo de grasa almacenada, tiene que eliminar 9.000 calorías en alguna parte de su dieta. Si su asignación «mantenedora» es de 1.985 calorías diarias, y usted sólo ingiere 1.000 a la semana, en una semana habrá reducido 6.895 unidades—¡que son tres cuartos de kilo! En un mes puede usted perder tres kilos. Muchos que siguen dietas no tienen un conocimiento firme de estos hechos. Sin embargo, es fácil recordarlo si: (1) usted multiplica su peso ideal por 35 para obtener las calorías que ha de comer en un día para mantener dicho peso: (2) sustrae el número de calorías que está ingiriendo ahora diariamente para adelgazar; y (3) calcula cuánto perderá por la fórmula según la cual 9.000 calorías equivalen aproximadamente a un kilo.

¡Más ayudas de «Libre para ser delgado»!

Refrescos – Intente sustituir sus refrescos, café y té por deliciosos y saludables jugos de frutas. ¡Descubra las maravillas del agua pura! Se quedará asombrado de ver lo contentos que pueden estar los niños con un vaso de agua cuando tienen sed.

Té y café – Algunas personas piensan que es más sano tomar té que café. En realidad, al igual que el café, los tés comerciales también contienen cafeína, además de ácido tánico el cual es nocivo para su salud. Otro engaño es que el café descafeinado es mejor para uno que el café puro; sin embargo, el Instituto Nacional del Cáncer de los Estados Unidos anunció que el químico *tricloroetileno* o *TCE*, que se utiliza para descafeinar dicho café, produce cáncer en el hígado de los ratones. Ello constituyó una advertencia en cuanto a un posible peligro de cáncer también para los humanos.

Té instantáneo – Contiene *maltodextrina*, ácido cítrico, color y sabor artificiales, aceite vegetal y BHA (un preservante).

Chocolate y cocoa – El chocolate y la cocoa contienen cafeína procedente del grano del cacao. «Cacao holandés» no quiere decir que venga de Holanda, sino que se ha tratado con álcali. Las mixturas preparadas con cacao están cargadas de aditivos indeseables.

Tés de hierbas – Beba los tés de hierbas con moderación. Hay docenas entre los que escoger y le gustarán. Lleve un paquete de bolsitas de los mismos en su bolso para preparar bebidas calientes rápidas cuando está fuera de casa. No tiene más que pedirle al mesero o a su anfitrión una taza de agua caliente y *¡eso es todo!* una infusión instantánea y refrescante. Ya no tiene que seguir dándole café, tés comerciales o bebidas gaseosas a su precioso cuerpo.

Comidas para tenerles miedo – Usted no está atado a una lista de *nunca comas*, sino que es libre para comer aquellos alimentos que sabe que son buenos para su cuerpo. Como creyentes no debemos permitir que el temor juegue ningún papel en nuestra vida—incluyendo el aspecto alimenticio. Nosotros escogemos ser de bendición a nuestro cuerpo en todo momento. El miedo no ha de motivarnos nunca; el amor sí. Jamás hemos de temer a las comidas que comemos, sino tener dominio sobre las mismas.

El comer cosas sanas es más llevadero para el presupuesto
– ¡Usted *se puede* permitir la comida sana! Una bolsa de naranjas no cuesta más que dos litros de helado. Los jugos de fruta congelados sin azúcar o las frutas frescas no suponen un gasto mayor que la caja de seis botellas de bebida gaseosa azucarada que ha estado comprando. Las frutas frescas y las comidas naturales son más baratas, cuando usted considera el precio de las bolsas de patatas fritas, los aperitivos comerciales, las tortas, la gelatina dulce y otras golosinas. Es un hecho que cuando come alimentos sanos y naturales usted estará ahorrando dinero en sus facturas de comida.

Aperitivos – Si ha comido usted suficiente para el día, ni si quiera mordisquee las zanahorias y el apio que tiene en el refrigerador. Su cuerpo no necesita de esas cosas si ya está satisfecho; así que no hay razón para comer entre comidas, aunque sea algo bajo en calorías. Esto puede parecer cruel, pero su cuerpo se lo agradecerá. ¡Usted manda!

Aceites – Conserve el aceite en su dieta. Utilice el de alazor conocido también como azafrán o cártamo. Póngalo en los aderezos de sus ensaladas. Mezcle una cucharada sopera del mismo con jugo de limón o vinagre y cualquier condimento que le guste. El aceite de alazor es una buena fuente de lecitina, vitamina E y ácido linoléico; todo ello necesario para que usted se conserve joven y vigoroso. Ese aceite le ayudará a prevenir la retención de agua en sus tejidos, y también a perder peso, haciendo que su cuerpo transforme el azúcar en grasa a una velocidad más baja. El incluir ese aceite en su dieta disminuye sus ansias de dulces, y previene los dolores que ocasiona el hambre, al hacer que la comida permanezca en su estómago más tiempo. No lo elimine de su régimen alimenticio, pero tampoco substituya sebo animal, grasa u otros aceites por el de alazor.

Comiendo fuera – Recuerde: Cuando vaya a un restaurante, no lea el menú. *Planee con antelación* lo que comerá antes de llegar al mismo. Si no está seguro de que en aquél sirven comidas que usted puede comer, llame primero por teléfono. Pregunte si preparan ensaladas, verduras sin margarina, mariscos y pescado asado sin empanar y sin mantequilla, carnes magras y frutas frescas; la mayoría de los restaurantes están contentos de poder ayudar. Si va a un banquete, un almuerzo, una cena o algo parecido donde la comida está preparada y se espera de usted que coma aquello que se le sirva, ore antes de ir, «Señor, que haya allí algo que pueda comer». Por lo general habrá alguna cosa que no le haga amontonar calorías. Si no hay nada más, por lo menos su ensalada surtida debería ser segura. Ni siquiera mire el postre; déselo enseguida a alguien que esté a su lado en la mesa o haga que el mesero se lo lleve inmediatamente. No coma su comida con la mirada fija en el postre; usted ya no se odia a sí mismo.

Productos artificiales y químicos – Evite aquellas comidas que tengan edulcorantes artificiales, químicos, acondicionadores de la masa, preservantes o cualquier otra cosa artificial. Así usted se mantendrá sano.

El azúcar y sus hijos – Cuanto más pequeños sean sus hijos, tanto más fácil será eliminar el azúcar de su dieta. William Dufty, autor de *Sugar Blues* (Lo deprimente del azúcar), dice que si a los niños se les cría completamente sin azúcar, cuando se hallen expuestos a las múltiples tentaciones de la cultura del azúcar, habrán desarrollado una inmunidad natural. Si entonces se les dan caramelos, bebidas dulces, los rechazarán. No alimente a su bebe con purés y bebidas azucaradas. Poca azúcar en la sangre, o comer demasiada azúcar, producen los siguientes síntomas tanto en los niños como en los adultos: exceso en el comer, pérdida de la memoria, pesadillas, orinar la cama, sonambulismo, hiperactividad, nerviosismo, irritabilidad, apatía y cansancio mental. Desde hace mucho se sabe que el azúcar causa hiperactividad en los niños; elimínela de la dieta de su hijo y él será más sano, alegre, tendrá menos catarros e infecciones y más capacidad para el trabajo de la escuela.

El cuerpo humano no tiene necesidad del azúcar de mesa refinada; esa ha sido relacionada con casi todas las enfermedades importantes, desde la diabetes y las dolencias de corazón, hasta el cáncer. Se le añade azúcar a las sopas de lata, a las salsas, a las verduras en conserva, a las judías cocinadas, a la salsa de tomate, a la sal de mesa, a los encurtidos, a las carnes enlatadas, a las mezclas de arroz, a la mantequilla de maní, a las galletas saladas ... a casi todas las comidas preparadas y listas para el consumo.

Cuando lea las etiquetas, dese cuenta de que las siguientes palabras significan azúcar dañina: Dextrosa, sacarosa, fructosa, maltosa, lactosa e incluso el término carbohidrato. Si quiere estar seguro de que el producto que usted compra no contiene azúcar, busque las palabras: «Sin azúcar añadida».

Azúcar sin elaborar, azúcar morena – Lo sentimos, estas no son mejores que la refinada. El azúcar sin elaborar no es más que el producto sucio antes de refinarse. Utilice miel cruda y jarabe de arce en vez de la misma.

Comidas para compartir – Algunos alimentos son para compartir entre varios, ya que contienen demasiadas calorías para una sola persona. Un ejemplo de los mismos es el aguacate o palta. El aguacate está hecho para ser compartido, porque un solo individuo no debería comer sus 275 calorías. Los productos preparados en el horno con ingredientes naturales—incluyendo la harina de trigo integral sin refinar, la miel, el aceite de alazor, las nueces, las frutas secas sin azufre y los huevos—han de ser compartidos con otros. Una comida tan deliciosa y nutritiva es para disfrutarla entre varios.

Sobras – Nunca se coma las sobras de una comida; usted las necesita menos que el cubo de la basura. A veces es más prudente tirarlas que guardarlas en el refrigerador. Eso puede parecer un despilfarro en estos días de economía, pero las pizcas de esto y de aquello dentro de su nevera encontrarán algún modo de introducirse en su estómago si no se deshace de ellas.

Comida infantil – Deshágase asimismo de la comida de niños a la que ha sido adicto. ¿No se ha dado cuenta de que la gente obesa come aun aquellas cosas hacia las cuales se sienten atraídos los chiquitines? Los panes dulces, los pastelitos, el helado, la piza, las bebidas gaseosas, los macarrones con queso, los perritos calientes, los dulces de pasta de chocolate o de leche, los caramelos, el puré de patata, las patatas fritas, las hamburguesas... ¡Uf! Si usted es una persona adulta, a estas alturas sus gustos habrían debido cambiar un poco. Una versión un poco diferente de 1 Corintios 13.11, podría decir, «Cuando era niño, comía como niño; pero ahora que soy adulto escojo comer sabiamente pensando en la nutrición y la salud». *¡Ahora soy una persona mayor y dejo a un lado las comidas infantiles!* Bendiga su corazón, y también su hígado, sus pulmones, su cerebro y su sangre, mientras desecha esos viejos comestibles elaborados y que engordan, y los cambia por el nuevo tipo de comida saludable y hermosa destinada al cuerpo que Dios le ha dado: los alimentos sanos y naturales.

Comida medida – No se asuste. No se trata de llevar siempre con usted una báscula y un juego de tazas de medir en el bolsillo. Sin embargo, usted necesita familiarizarse con el aspecto que tiene media taza de algo. Es necesario que sepa cuánto es una taza, o a lo que se parece un cuarto de la misma. Esta es la razón por la que debemos medir. Si cuarenta gramos de queso parmesano tienen 170 calorías, tendrá que saber el *aspecto* de aquéllos antes de poder contar estas últimas. Una mujer se quedó asombrada cuando vio a lo que equivalía una taza de guisantes en su plato. *Usted debe medir su comida por lo menos durante tres semanas.* Después de dicho período, ya sabrá lo que son más o menos algunas medidas. Guarde su báscula y tazas en un lugar accesible para comprobar periódicamente después de ello. ¡Adiós, gordo! ¡Hola, atractivo!

Comida cocida al vapor – Una manera deliciosa de servir las verduras es cocidas al vapor. Compre una olla con la cestita para colocar los vegetales, añada aproximadamente dos centímetros y medio de agua en el fondo de la misma, y tendrá unas verduras riquísimas, crujientes y sabrosas. Ni siquiera necesita añadirles mantequilla.

Disfrute sus alimentos – No le quite la gracia al comer. *Comer* no es malo; ser glotón sí. La codicia es pecado, y también la desobediencia. El que usted disfrute de lo que Dios le provee lo glorifica a Él; esa es una de las razones por la que damos gracias por nuestro pan cotidiano; Él nos lo da para que sea una bendición para nuestro cuerpo. Es justo disfrutar de lo que el Señor nos proporciona. Para el obeso, el disfrute de la comida ha sido un dios; eso sí es pecado. Para usted—¡persona libre para ser delgada!—el comer no es ya algo malo, es la mayordomía de su cuerpo. Es el medio que Dios utiliza para enseñarle la obediencia, el amor y la disciplina; para que tenga una vida en Cristo plena y hermosa. He aquí una guía simplificada para que usted la utilice al planear su comida. Asegúrese de que come de cada grupo de alimentos para que reciba las vitaminas, los minerales y las proteínas necesarios para cada día. Usted es el responsable ante el Señor de lo que come a diario y en las cantidades en las que lo hace. Es usted quien ajusta las porciones de cada grupo de alimentos que encajan en su asignación diaria de calorías. No elimine un tipo de comida nutritiva para permitirse una mayor cantidad de otro.

Usted es responsable y con dominio propio, y debe comer de un modo equilibrado.

¡Qué Dios lo bendiga!

Guía para la dieta recomendada por los CV: La manera sencilla de comer

Desayuno:

Fruta rica en vitamina C
Comida con proteínas; escoja *una*:
 60 gramos de queso fresco o requesón
 30 gramos de queso duro
 60 gramos de pescado cocinado o en lata
 un huevo
 una taza de 240 ml de leche descremada
Pan integral o cereal integral
Bebida

Almuerzo:

Comida con proteínas; escoja *una*:
 60 gramos de pescado, ave o carne de res magra
 120 gramos de queso fresco o requesón
 60 gramos de queso duro
 un huevo
 dos cucharadas rasas de mantequilla de maní
Pan integral
Verduras crudas o cocidas
Fruta (una ración)
Bebida

Cena:

Comida con proteínas; escoja *una*:
 120 gramos de pescado, ave o carne de res magra
Verduras cocidas o crudas:

ricas en vitamina A
patata
otras verduras (puede comer lo que desee)
Fruta (una ración)
Bebida

Otros alimentos diarios:

Grasa; escoja tres cucharadas diarias
Leche descremada (dos tazas de 240 ml)

Recuerde: mida las cantidades de cada ración y cuente todas las calorías.

Oración

Señor Jesús, ayúdame a usar estos consejos para la gloria de Dios. Escojo ser un fiel mayordomo de mi cuerpo. Mediré y contaré las calorías que le doy al mismo, y llegaré a ser la persona que TÚ habías planeado que fuera desde el principio de los tiempos. Escojo caminar en obediencia, gracia, amor y disciplina. Gracias, Jesús, por capacitarme, por ser mi fuerza, mi motivador, mi verdadero amor, mi amigo, mi consolador, mi Rey de reyes y mi Señor.

Te amo. De éste Tu hijo(a) libre.

_____

(su nombre)

Mañana

«¿Puede usted ayudar a mi amiga?» preguntó una voz al otro lado de la línea. «Si no pierde peso, morirá.»

«¿Que quiere decir con morirá?»

La respuesta fue forzada pero enfática, «¡Pesa 238 kilos!»

La mujer se llama Helen, y pesa 181 kilos de más. El médico le ha dicho que su corazón se parará si sigue ganando peso. Aun ahora su respiración es trabajosa y difícil, y los latidos del corazón irregulares.

La obesidad ha hecho que no pueda usar las piernas; está confinada a una silla de ruedas fabricada especialmente para ella y muy pocas veces sale de su casa. La única ropa que tiene son un par de vestidos sin forma lo bastante grandes para envolver su cuerpo, y sandalias para los pies. El roce de sus rollos y más rollos de grasa unos contra otros le ha producido úlceras en su cuerpo que supuran y no se curan, y su piel, que desprende toxinas y venenos, hace que su apartamento exhale olores pútridos.

Ella quiere saber dónde está la esperanza. Ha estado considerando la posibilidad de someterse a una operación de desvío, mediante la cual le cerrarían los intestinos para que la comida que ingiriera pasara directamente por el vientre veinte minutos después de haber comido; pero tiene miedo a la cirugía y no quiere sufrir la operación.

Nada de lo que ha intentado—incluyendo píldoras, inyecciones, dietas, e incluso la hipnosis y el ayuno—ha funcionado; y no puede salir de su casa para asistir a tantos clubes dietéticos y grupos para adelgazar que hay, por resultarle tan penoso el moverse. Le es difícil entrar en un automóvil, y está demasiado gruesa para andar. Tanto el médico como sus amigos saben que morirá si no pierde peso.

¡Helen necesita un milagro para perder esos 181 kilos!

No quiere someterse a la cirugía de desvío, y está lo bastante desesperada como para intentar cualquier otra cosa menos eso; incluso le dará a Jesús una oportunidad.

La directora de uno de los grupos de los CV visitó a Helen con su Biblia y el material de la organización y aquella mujer de 238 kilos dijo, «Sé que Jesús es mi última y única esperanza». Le entregó su corazón y oró con su nueva amiga—quien había perdido 32 kilos y aún seguía adelgazando.

Inmediatamente se pidieron oraciones por Helen a otros CV a lo largo y a lo ancho de los Estados Unidos, y sus compañeras en el programa de adelgazamiento tienen el nombre de Helen en la puerta del refrigerador, en los espejos del cuarto de baño y otros lugares, para acordarse de ella e interceder a su favor durante todo el día—así que no está sola en su batalla contra esos 181 kilos de más; otros la acompañan.

Helen empezó a adelgazar y en tres semanas perdió 14 kilos. Ella sabe que será un proceso largo. Planea tomar parte en un programa de tres años, pero está dispuesta a hacerlo en serio. En Cristo ha encontrado su milagro.

Jesús extiende sus tiernos brazos de ayuda y amor a las Helens de este mundo, y a cada uno de los que hemos luchado alguna vez con la gordura.

Un día, todos nosotros le oiremos decir:

> *He aquí que tú eres hermosa, amiga mía;*
> *He aquí que tú eres hermosa ...*
> *Me iré al monte de la mirra,*
> *y al collado del incienso.*
> *Toda tú eres hermosa, amiga mía,*
> *Y en ti no hay mancha.*
>
> (Cantar de los Cantares de Salomón 4.1a, 6b, 7)

Oración

Señor Jesús, yo sé que me amas cualquiera que sea mi apariencia, pero te agradezco de todo corazón el que ahora soy libre para tener dominio propio y un cuerpo delgado.

Escojo ser sin mancha, como dices que soy. Escojo ser disciplinado y delgado en el nombre de Jesús. Gracias, Señor, por hacerme libre para ser delgado. Amén.

De la autora

Una nota final

Lo que usted está sintiendo ahora es esperanza. Por favor, no la apague. Es preciosa, es suya. Cuando yo pesaba 45 kilos de más sentí lo mismo. Era aterrador, pero al mismo tiempo maravilloso. ¿De verdad seré delgada algún día? ¿Era posible aquello para alguien como yo, que nunca lo había estado en su vida?

Ahora, he logrado mi objetivo, y mi sueño de ser delgada se ha hecho realidad. Si usted sigue los preceptos que se le han expuesto en este libro, también sus deseos se cumplirán. Adelgazará, y una vez delgado, ¡continuará estándolo para siempre!

¡Estoy orando por usted!

Neva Coyle

La informacón de Comilones Victoriosos se ofrece única y exclusivamente en inglés. Si usted desea recibirla, escriba en inglés a: P.O. Box 2330, Orange, CA 92669.